重大公共卫生事件中的
公众心理干预与重建

主　编　李闻天

副主编　宋　杰　杨　琴

编　委（按姓氏笔画排序）

马　旻　毛　茵　华广平　孙　冶

李光芸　杨　帆　杨　丽　杨光远

宋　晋　周婧珑

主　审　刘连忠

上海交通大学出版社
SHANGHAI JIAO TONG UNIVERSITY PRESS

内容提要

本书记录了精神卫生专业团队在重大公共卫生事件中进行心理干预与重建的生动案例，充满了真情实感和融化到他们人格中的专业精神。本书涉及重大公共危机事件的各个面向，给读者呈现了经典的、新近的理论和技术，以及关于这些理论与技术的研究成果。

本书每个章节都附有团队自己的临床实践，用所干预的个案来加深读者对理论和技术的理解。因此，本书不仅因其真实性而具有医学史意义，也因其实验性而具有现实指导价值。

图书在版编目（CIP）数据

重大公共卫生事件中的公众心理干预与重建 / 李闻天主编. —上海：上海交通大学出版社，2024.10
ISBN 978-7-313-30745-3

I. ①重… II. ①李… III. ①公共卫生—突发事件—心理干预—研究 IV. ①R493

中国国家版本馆CIP数据核字〔2024〕第111585号

重大公共卫生事件中的公众心理干预与重建
ZHONGDA GONGGONG WEISHENG SHIJIAN ZHONG DE
GONGZHONG XINLI GANYU YU CHONGJIAN

主　　编：李闻天
出版发行：上海交通大学出版社　　　　　地　　址：上海市番禺路951号
邮政编码：200030　　　　　　　　　　电　　话：021-64071208
印　　制：常熟市文化印刷有限公司　　　经　　销：全国新华书店
开　　本：710mm×1000mm　1/16　　　印　　张：19
字　　数：265千字
版　　次：2024年10月1版　　　　　　　印　　次：2024年10月第1次印刷
书　　号：ISBN 978-7-313-30745-3
定　　价：88.00元

序一 在创伤后成长

> "没有经历过伤痛的牡蛎永远无法产出珍贵的珍珠，因为珍珠是愈合的伤口。"

泰德斯基（Tedeschi）与卡尔霍恩（Calhoun）在发表于 2004 年的论文中提出："创伤并不是只能给个体发展带来不良影响，有一部分的创伤经历者反而会获得积极的心理变化和个人成长。但并不是经历过创伤，人们就必然会获得成长。创伤后成长是在努力尝试与创伤抗争、最终克服困难'幸存'下来的过程中发生的。"[①]

创伤后得到成长似乎有个必然的前提：那些人在创伤中能够去感受伤害所带来的痛苦，并且与痛苦同在时去努力存活并帮助他人存活。在这样的过程中，他们软弱与坚强并存的矛盾情感所造成的心理上的冲击足以导致他们再思考生活和人生，从而形成创伤后成长。即使那些罹患创伤后应激障碍的人们，如果能克服他们的回避症状，在专业人员的帮助下去面对所经历的创伤，往往也能获得创伤后成长。

这本书的作者们是一批在创伤后成长的典范。作为工作在精神卫生医疗行业的经过多年严谨心理危机救援和心理创伤治疗训练，并有着实战经验的专业人员，他们在众多创伤危机事件中责无旁贷地在第一时间站到了第一线。

作者群体所在的武汉市精神卫生中心（武汉市心理医院）的"危机干预热线电话"已有二十多年的历史。这本书记录着这个团队工作的方方面面，

---

① Tedeschi R.G., Calhoun L.G. Posttraumatic growth: conceptual foundations and empirical evidence [J]. Psychol Inquiry，2004，15（1）：1–18.

贯穿着他们干预的每一个案例，以及与每一个活生生的求助者的互动，充满了真情实感和融化到他们人格中的专业精神。这本书结构严谨，涉及重大公共危机事件的各个面向。它给读者呈现了经典的、新近的理论和技术，以及关于这些理论与技术的研究成果。本书的每个章节都附有团队自己的临床实验，用干预的个案来加深读者对理论和技术的理解。如此，这本专业书籍读起来通俗易懂，案例栩栩如生。本书以时间为序，科普了重大公共危机事件所导致的恐慌情绪，记录了人们在这种情绪驱动下的各种事件。本书在悲哀的背景下又不时展现市民和作者们在应对危机时的幽默。

读完这本著作时，我想：是什么动力促使这群自始至终战斗在心理危机第一线的年轻人写下这本著作？应对完最初的危机，他们又要应对源源不断的各种心理创伤。他们多多少少都有些"替代性创伤"——因为这块土地与他们血肉相连，因而他们无处可逃，与其说是英雄主义，不如说是因为对这块土地的眷念和热爱，让他们与灾难迎头相撞！那些使我们不死的东西，必定让我们坚强。

作为心理危机干预的专业工作者，他们比普通人更懂得理解创伤反应，尤其是理解创伤经历的消极方面是创伤后成长的前提。抑制或回避这些情绪往往会使事情变得更糟，没有经过深入理解的情绪是不能够被"控制"住的。因为不被看到，就不会被接纳，而使负面情绪变得更强烈。回避这些体验，就会关停人们的探索能力，使人们错过许多产生积极体验和探索事物内在意义的机会。

于是，这群经历过大难的年轻作者们用文字、用情感，在灵魂的洗礼中与创伤拥抱，用这本著作记录下自己生命中的这段经历。这份沉重让他们，也让我们牢记脚下的大地。

华中科技大学同济医学院教授 | **童俊**
武汉市精神卫生中心主任医师
国际精神分析协会（IPA）认证分析师

2021年1月11日晚于武汉

序二 英雄之声，温暖之城

> "不因幸运而固步自封，不因厄运而一蹶不振。真正的强者，善于从顺境中找到阴影，从逆境中找到光亮，时时校准自己前进的目标。"
>
> ——易卜生

重大公共卫生事件总是毫无征兆地降临，每临大难，必会涌现出大量的英雄奋起拼搏。

这是一个特殊的战场。这里的战士多数未曾披上白甲战斗在医疗一线，但却充当着人们心里的定海神针。他们在平时也与凡人无二，但当脚下的土地陷入恐慌之时，他们毫不犹豫地用声音架起一道道连接民众内心的桥梁，将自己的情感作为燃料，刺穿茫茫黑夜，隔着空荡荡的大街小巷，将理解带到人们身边，将同情和共情送进人们的心里，温暖而坚定地为这片土地送去信心与希望。

现在呈现在读者面前的这本书，就是英雄们记录这项艰苦而伟大的人道主义任务的宝贵文献。我们多次携手，在网络会议室里向千千万万听众介绍情况、传播心理健康理念和技术，为从事心理援助和心理疏导的医学、心理学、社会工作专业人员提供培训和督导，解决紧迫的临床问题，还多次向国外同道介绍我国应对重大公共卫生事件的经验。

近二十年来，我国越来越重视心理干预在应对、处理突发公共事件中的重要作用。本书作者们为武汉市民提供了长达几个月的心理干预。本书正是他们对心理干预工作的思考和总结。我欣喜地看到，这群年轻人的工作专业、稳定、克制，而又不缺乏温情，可以称得上是突发公共事件心理干预的一个优秀范本。

当市民陷入无措与恐慌时，他们无助的心何以安放？有一条空中电波为他们夜以继日地守候，这就是武汉市心理医院 24 小时心理热线。当电话那头响起一个坚定、具有抱持感的声音，他们会因为自己的心声终于有人听到而安然，进而被触动。他们的感受被电话那头的心理医生倾听和理解。他们可能会对自己被激起的害怕、焦虑、紧张、愤怒感到陌生，但此时他们明白了这些情绪自有其合理之处，并从接线咨询师那里获得了行之有效的情绪调节方式。这些都让他们如同手持迎击负面情绪的盾牌。如果他们的情况较为严重，心理医生可能还会安排网络干预，甚至会帮助联系到精神专科就诊。他们的需求在这里得到了最大程度的回应，因此他们感到内心的安稳。

本书描述的正是这样一个系统化、网络化的干预模式的尝试：干预的方式包括心理热线、网络干预、社区干预，甚至是精神科会诊；干预的内容既包括大众的情绪管理、健康教育、自我认知调节等。这个干预模式认为，即使是面对全新的、突发的事件，我们仍然有能力进行自我调节，也坚信在经历创伤后，我们有获得成长的潜能。干预的另外一个特点在于，不挖"伤口"，不做"野蛮分析"，这样的节制和冷静为被干预者保留了足够多的空间和尊重，让他们的自我调节、哀悼和修复得以完成；同时，求助者也明白，无论是在何时需要帮助，电话总是可以打通，总是有人愿意倾听他 / 她的诉说，愿意提供帮助。

本书的大部分作者是武汉的精神科医生、心理治疗师和心理咨询师。他们亲历重大公共卫生事件，除了心理干预工作之外，还要兼顾家庭和临床工作。当我试着去想象究竟是什么让他们能在巨大的恐慌和不确定中坚持下来，还成为别人的支柱、主心骨甚至"救命恩人"时，我想起有个歌星说自己的演唱动机其实来自恐惧。于是我继而想到，在所有人都陷入迷雾和混乱之中的时候，要是有"歌手"站出来，大声地"歌唱"，就能够让人们发现彼此，让所有的人不再恐慌。也就是这一点站出来的勇气，加上长期的专业锤炼，足够将这些很平常的年轻人变成英雄。

这本书为过去而写，是对过去的记录和告慰，更是为未来而写，写的是如何更好地活着。

同济大学医学院教授 | 赵旭东

同济大学附属精神卫生中心（筹）院长

博士生导师

2021年1月15日

目录

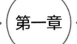

第一章

概　论

重大公共卫生事件往往会带来波及面甚广的社会心理危机事件，在极短的时间内给人们带来了许多新的压力源，同时令人们应对压力的各种资源陷入停摆状态。

在许多情况下，当重大公共卫生事件的危机已经解除时，其产生的影响还会在相当长的时间持续下去，并使很多人的生活为之改变，需要从各个方面进行心理的干预与重建。

一、重大公共卫生事件中的公众心理概述

人们的心理反应在重大灾难面前，通常会经历四个阶段。

第一阶段是"冲击阶段"。在灾难发生的头几天，人们会陷入恐慌、应激的状态中，有些人处于"冻僵"的状态，有些人快速行动起来，开始自救或投入到救援活动中。

第二阶段是"反冲阶段"。此时，灾难的状况得到控制，情况逐渐稳定，风险降低，各种救援组织体系已运转流畅，外部救援都已到位，灾区得到关注和支持，灾民得以团聚，感到希望。这一阶段也因而被称为"蜜月期"。但对于灾难亲历者，尤其是丧失亲人的个体或家庭来说，会在这个时候经历非常痛苦的体验。

第三阶段是"幻灭阶段"。这时灾难中的救援活动已基本结束，救援组织相继撤离。而正是这个阶段，和灾难有关的心理反应会更加突出。人们不得不重新面对现实，各种丧失以及灾后重建的困难，会对灾区的民众造成极大的影

响，很多人的情绪会在这个阶段陷入比较糟糕的状况中。

第四阶段是"恢复阶段"。在灾难之后，灾区民众还要经过一个漫长的生活重建过程和心理恢复过程。持续的压力和灾难中的丧失等遗留的伤痛会在很长的时间范围内转换为心理反应或症状。因此，灾后长期的心理支持和修复是非常重要的。

（一）常见的情绪反应

现有的心理学研究表明，公众的风险意识是由情绪驱动的。俄勒冈大学心理学家保罗·斯洛维奇（Paul Slovic）教授说："比起官方通报的统计数据和科学证据来说，人们更倾向于通过自己对周遭情形的下意识感觉来评估危险的程度。"

健康焦虑（health anxiety）是指个体在没有切实证据的情况下，担心自己患有严重的疾病或过度关注自己的健康状况。出现健康焦虑问题的人普遍会一再确证自己是否患病并且常常会主动去医院检查，从而寻求心理上的安全感。在危机事件面前，人群的恐惧和行为之间的联系有如下三个方面：

（1）在一些危急情况下，当人们感知到危险时，会充分调动人们的生理和心理系统，帮助人们尽快地采取积极的行动。

（2）当一些危机事件中存在很多不确定因素时，人们对未知事物和不确定性的恐惧会削弱他们应对心理危机的反应，从而阻碍人们采取及时、适当的应对行为。

（3）当人们在危机事件中感到恐惧但没有足够、及时、可靠的信息时，人们可能做出一些方式以避免自己陷入危险，但这些行为很有可能是不恰当的。

愤怒也是一个常见的情绪反应。当危机无法控制时，人们普遍的感觉就是恐慌和无助，这容易让人陷入抑郁状态。而公众倾向于向外寻找一个客体以投放自己的消极情绪，这种情绪就是愤怒。愤怒的背后是对秩序的期待。在灾难之后，尤其在自然灾害之后，愤怒无论以个人层级的表达还是以群体层级的表达都非常突出。愤怒的情绪可以降低个体对危险的感知，这也就是为什么在遭遇紧急情况和灾难时，人们总是容易愤怒。相对的，恐惧感却会使人们对于危险的感知更加强烈。根据斯洛维奇的研究，当人们处于某种状况之下：比如，当人们面对一个新的且并不了解的危险时，或者当人们对眼前的危险感到无法掌控时，人们的恐惧感和对危险的感知会显著增加。突发公共卫生事件具有激活和调动人们心理预警系统的所有主要因素，这并不意味着他们反应过度。

（二）心理健康问题

从既往的经验来看，虽然几乎所有人都会在面对灾难时受到强烈的心理影响，但大多数人随着事件过去，心理困扰会逐渐有所改善，重新迈向人生新的旅程。然而，由于个体的特点、环境的不同以及受灾的程度，也有很多人会产生各种心理健康问题。特别是一些特殊人群，如受灾者、丧亲者和救助者以及其他有关人员将会承受持续的精神健康负担。

重大公共卫生事件下不同人群的心理差异通常有以下几种情况：

（1）从性别来看，女性比男性更容易患抑郁症。

（2）比起其他年龄段的人群，老年人出现抑郁和焦虑的情况相对更为普遍。老年人如果自我照顾的能力受限而且缺少家庭支持时，更容易感到孤独。

霍克利（Hawkley）博士对2200多名老年人进行了调查，结果显示：当老年人对自己的健康状况更加满意、有更多的社交活动和更少的家庭压力时，会有更少的孤独感；即使他们也会感到孤独，但也更容易从孤独中走出来。患有严重精神疾病的人在紧急情况下更容易受到影响，更需要获得精神保健服务和其他基本需求。

（3）本来就存在心理问题的人群。拿广泛性焦虑症患者举例，这类患者可能更加无法承受未来的不确定性，他们遭受长期心理负面影响的可能性更高，患创伤后应激障碍的可能性也越大。其他如抑郁症、物质滥用等精神疾病也常常会加重。

（4）在居家隔离期间，儿童也是心理相对脆弱、易受危机的影响产生紧张和焦虑情绪的人群。上海儿童医学中心的王广海博士及其团队建议采取一些积极的措施来减少危机期间儿童心理健康受到负面影响的风险。比如，父母应与孩子进行亲密平等的交流，以网课等形式替代线下聚集性的上课方式，需要时获取专业的在线心理咨询服务等。

（5）创伤事件发生后的几周内仍然承受较大压力的人群，可能会在长期范围内出现身心健康方面的问题，如身体亚健康、躯体疼痛、死亡率升高、抑郁和焦虑等心理问题，以及更多的家庭冲突。

（6）有研究表明，负面的心理状态可能会增加病毒感染的风险，比如，因对感染风险或个人防护的重要性认识不足、精神科住院病房的隔离性不好、防护性不足以及病人自身对感染病毒的敏感，都会使他们无法及时地获得相应的医疗服务，从而增加了感染风险，并且，合并严重心理问题的感染患者在抗病毒治疗中也更加棘手，效果也可能更差。

（三）社会心理问题

1. 紧急情况引起的问题以及社会体系在危机初期无法及时响应而导致的不良心理情绪

公共卫生事件发生时，民众由于就医难和基本服务获取难而出现恐慌和焦虑情绪。社交网络中断以及信任和资源不足，缺乏安全保障，甚至在此期间面对亲人的丧失，这会引起悲伤甚至抑郁的情绪、急性应激反应、创伤后应激障碍、过度使用酒精和药物等。

2. 低收入群体可能会面临更糟糕的处境而承受巨大的心理压力

拥挤的居住环境、不安全的生活处境、较差的卫生条件使人们面对更大的压力。此外还有养老院里的人群等，由于身体原因及社会交往能力减弱而面临较大的心理压力。

3. 家庭暴力的负面影响

心理专家们根据以往的经验对此表达了忧虑。在公共卫生事件导致的隔离期间，家庭暴力的发生率可能会急剧增加。心理学家塞拉塔（Serrata）博士在关于哈维飓风如何影响家庭暴力的研究中写道，在飓风发生期间和飓风过去之后，家庭暴力和虐待儿童的比例明显增加。该研究发现，灾难中可能导致家庭暴力的社会因素包括：获取生活必需品的渠道不畅、因失业或家庭财务赤字而增加的现实压力以及家庭与社会支持系统的脱离。

埃默里大学（Emory University）的精神病学和行为科学家纳丁·卡斯洛（Nadine Kaslow）博士认为，还有一些因素也会激发家庭暴力，比如，无法及时寻求安全保护和外部力量的帮助。在平时，家庭暴力的受害者还可以选择投靠其他家人的住所或者寻求警方的帮助，从而暂时脱离家庭暴力的危险环境，但在公共卫生事件暴发时，这些支持资源暂时处于断流的状态。

4. 居家隔离和心理健康的关系

伦敦国王学院的心理学家萨曼莎·布鲁克斯（Samantha Brooks）博士回顾了隔离生活对心理影响的相关研究，发现隔离会对心理产生负面的影响，包括创伤后的心理反应、困惑和愤怒的情绪等。他建议在允许的范围内，尽可能使居家隔离的时限缩短，并确保被隔离人群的生活需求得到充分的保障。

因隔离导致的一个比较麻烦的负面心理状态就是孤独感。已有证据表明，社会隔离会引起一些人的孤独感，从而可能会导致不良的心理后果，如创伤后应激障碍、焦虑和愤怒等心理问题。

加拿大约克大学的临床心理学家艾米·罗卡奇（Ami Rokach）博士说，孤独感是一种人们从出生开始就要面对的人生经历和体验，我们每个人都会在人生中遭遇并处理孤独感。罗卡奇博士指出，人们对于孤独感并不陌生，这种状况尤其可能发生在人生中那些过渡时期，比如，亲人去世、离婚或搬迁到新的地方。这种因人生境遇的改变而导致个体产生的孤独感被称为"反应性孤独"。

"反应性孤独"会随着事情发展而得以改变，因此通常是暂时性的。但是，如果孤独感长期存在，就很可能变成一个麻烦的问题。如果说反应性孤独令人痛苦的话，那么长期的孤独感就会令人感到折磨。心理学家露易丝·霍克利（Louise Hawkley）认为，如果个体没有足够的心理能量和灵活调节情感的能力来使自己的社交需求得到满足，或者当个体缺乏一个能够从中得到充分支持的社交圈，这类人群就很有可能产生长期的孤独感。

孤独会产生负面的心理后果。霍克利博士对社会隔离所导致孤独感的相关研究进行了回顾。她发现，孤独会使个体的身体健康和心理健康都受到严重的损害。已有足够的临床证据表明社会隔离所导致的孤独感会引起不良的健康后果，包括抑郁、睡眠质量变差、执行力受损、认知功能下降、心血管功能受损以及免疫力下降。

心理工作者需要认识到，在任何大规模的紧急情况和灾难发生时，对一些随之而来的心理后果应有预判的意识并做好提供适当心理服务的准备。在突发公共卫生事件下，很多人的创伤经历并不是单一的，而是多因素叠加的。对于灾难中的丧失和创伤，哀悼的仪式是非常重要的，有助于公众能够充分地表达哀伤，并能较快地从丧失的创伤中恢复过来。

创伤既是一次痛苦的经历，但也是一个成长的机会。人们可以从创伤或逆境中恢复，并实现积极的个人成长。公共卫生危机具有促进人们创伤后成长的因素。公众还未走出危机的影响，未来仍有很多的不确定性，也许仍会面临诸如反弹等严峻的挑战。但是，任何事情都有两面性，有可能造成破坏的，也有可能使人们从逆境中变得更好，并使他们建立新的核心信念，从而使生活产生积极的变化。

二、新媒体和公众心理

这个时代社交媒体已经相当发达。媒体对健康信息无限制地传播在影响公众的情绪反应方面起着巨大的作用。研究表明，与健康焦虑程度较低的人相比，健康焦虑程度较高的人在网络上搜索健康信息的时间更多。具有健康焦虑问题的人对不确定性的容忍度较低，并且会寻求信息以减少因健康不确定性引起的不适感。

因应对公共卫生危机，人们的生活节奏被扰乱了，日常生活的确定感和掌控感受到严重影响。

重新获得掌控感是人们应对恐慌的一个下意识的行为。握持手机的行为本身具有仪式意义。手机是人们日常生活中最为熟悉的工具，在手机上进行熟练的操作并能够成功地运行一系列的程序是一种反复正反馈的过程。通过阅读有关公共卫生危机的信息，人们会感觉自己对这种病毒以及当下的现实状况有更多了解，以此来应对认知空白造成的恐慌。在公共卫生危机期间，尤其是刚刚暴发的时候，绝大部分人每天将大部分时间和精力都花在"刷手机"的行为上。

但这个举动并没有办法缓解焦虑和恐慌感。因为社交平台疯狂转发的各种文章不仅数量太多，而且大部分文章的来源并不可靠，不能传达准确的信息。在阅读这些不确定的信息时，人们会经受轻微的挫败感，这种挫败感会反复累积，当信息量大到即使刷爆手机也不可能掌握所有的信息时，又会增加新的不确定感，人们会感觉自己阅读的信息并没有真正解答内心的困惑，而真实有用的信息永远都只可能存在于自己尚未阅读的那些信息里。这种潜意识的想法又会驱动人们无休止地一直看下去，因此持续地经历挫败的过程，从而形成了一个负面循环，这个过程使人更加焦虑。

在公共卫生危机发生期间，媒体和公众心理的关系，需要关注以下三个方面。

（一）社交媒体比传统媒体更可能加剧公众的焦虑

在 2016 年寨卡病毒暴发时，伊利诺伊大学陈文培（Man-pui Sally Chan）教授带领团队在美国调查了公众对该疾病的风险感知。

该团队发现，人们越是从社交媒体上获取有关公共卫生危机的信息，他们对于公共卫生危机导致的风险就会有越多的认识。而另一方面，随着传统媒体有关寨卡病毒的报道增多，人们自我保护性的行为也随之增加。因此，陈文培教授建议公共卫生机构可以依托社交媒体迅速提高公众对公共卫生危机所带来的风险的认识，但还应注意与传统媒体的合作，以使两种媒体形式可以在向公众传递信息时保持一致。但俄勒冈大学心理学家保罗·斯洛维奇博士说，最近一次公共卫生危机事件发生期间，社交媒体所起的作用显然已经与寨卡病毒截然不同。在之前病毒流行所导致的灾难中，手机并不像今天如此普及，大部分人只能通过主流媒体官方发布的信息来了解事件的发展情况。新的交互式通信渠道的出现使人们从被动的信息接收者变成主动的信息生产者和传播者。当一个庞大的群体集中于一个社交平台上时，使得观察与分析新媒体对于公众心理的影响成为可能。

（二）无论何种媒体，信息量过多都会损害公众的心理健康

西尔弗（Silver）博士带领她的团队回顾了过去关于公共卫生危机中媒体作用的研究，发现对于媒体的过度关注会加剧公众的心理困扰。例如，在 2013 年波士顿马拉松爆炸事件之后，媒体对袭击事件的报道与公众急性应激反应之间有很强的联系。媒体对爆炸事件的报道比爆炸事件本身给人的压力更大。

在 2014 年的非洲埃博拉疫情期间，美国境内有大量的媒体对该疫情进行了报道。西尔弗博士发现，公众对埃博拉病毒的担忧既与人群的心理健康程度

有关，也与媒体对该病毒过于频繁的报道有关。他们还发现，尽管该病毒在美国传播风险极低，但那些经历了之前波士顿马拉松爆炸事件的民众，明显更担心埃博拉病毒，可以说，媒体向社会公众施加了更强烈的压力反应。这个研究向我们提示了，经历过紧急事件或灾难的人，可能更容易受到疫情的影响而面临更大的不良心理状态的风险。

西尔弗博士认为，官方媒体应尽其所能发布一致且权威的风险信息，这样才会防止公众的恐慌，使媒体在应对公众的不良情绪时起到正面的作用。但即便如此，过多的消息和报道仍会增加压力和焦虑。马弘教授曾发起倡议，按照世界卫生组织的建议，人们可以尝试每天睡前少玩一个小时的手机，这样有助于缓解焦虑情绪。

（三）应尽量保证信息的可信性

卡内基梅隆大学的巴鲁克·费斯霍夫（Baruch Fischhoff）博士带领团队发起了一项针对 2014 年非洲埃博拉疫情暴发后美国公众对埃博拉病毒了解度的调查，发现其实大多数人都能够较为准确有效地理解相关信息，并根据信息评估风险。不同的人群对接收信息的方式也有明确的偏好。

费斯霍夫博士认为，只要人们获取的信息来自可信的媒体平台，就会自然地发展出理性的风险感知。因此，官方媒体应向公众及时地发布透明、准确的信息，即使有些信息可能会令人们感到焦虑，但信任感才会令谣言没有存在的空间。

三、重大公共卫生事件中的心理救援工作

心理救援工作在公共卫生危机发生期间发挥着极其重要的作用。

心理救援和日常的心理工作有极大的区别。心理救援工作并不只针对那些病理性的心理反应。在灾难中，心理救援的工作更像是搭建桥梁，将有心理帮助需求的人与心理援助资源之间的联系迅速建立起来。

美国大学灾难心理健康研究所原所长杰拉德·雅各布斯（Gerard Jacobs）博士指出，在紧急情况与灾难面前，大多数人的反应是对危机事件的应激反应，这些当下的自然反应随着时间可以凭他们自身的心理应对能力得到平复。但是，在有些情况下需要专业人员的帮助。

在大灾难中，受灾面有时非常广，受到灾难影响的人群太多，而受过严格专业训练的人员数量有限，不足以满足短时间内如此庞大的心理救援需求。因此，要将非心理咨询专业人员也纳入到心理救援队伍中来。事实上，在影响范围甚广的紧急情况和灾难中，任何接受过紧急培训的人员都可以参与到心理救援的工作中，并且培训非专业人员使其尽快投入到救援工作中，常常是灾难下心理救援工作中的关键环节。

对于这些非专业人员来说，非常重要的就是教会他们主动性地倾听，避免劝说，以及一厢情愿地提供心理建议。在心理救援中还有一个很重要的方面是，嘱咐救援队员在帮助他人的同时做好自我防护，而且他们还需要在紧急培训中认识心理救援工作的局限性。在灾难中，救援队员容易出现过劳现象，需要让他们知道，即使需要做的工作有很多，但有时能做的极其有限，有了这样的觉悟，才能使救援人员在高压工作中避免过度卷入和职业倦怠。

（一）在线心理治疗成为主流

在重大公共卫生事件中，线上心理服务作为一种主要的心理服务方式发挥了巨大的作用。旧金山大学临床心理学助理教授达拉·梅加尼（Dhara Meghani）博士说，线上的形式可以使更多有需求的人更方便地接受精神心理服务，并且能在一定程度上让患者消除接受心理咨询的羞耻感。

目前的研究已证明了远程医疗的有效性，例如，图尔古斯（Turgoose）教授等人针对美国退伍军人进行了数次调查，比较了创伤后应激障碍（post-traumatic stress disorder，PTSD）干预的线上和线下两种方式的效果，发现这两种方法是同样有效的。瓦克（Varker）等人对现有的研究进行了系统评价，发现视频、电话等线上干预方式对抑郁症和焦虑症等精神疾病有较好的效果。

通过在线手段，心理工作者也可以进行及时评估和帮助，并能够很好地进行自杀风险管理。美国心理学会（APA）已发布了《在线心理学实践指南》，心理工作者在处理来访者的自杀危机时，可以依据该指南来进行操作。比如，心理工作者在发现来访者具有明显的自杀倾向时，应尽力设法了解来访者所处的方位，并熟知处理该情况的应急预案。在线工作还有一个方面需要注意，即咨询伦理问题。来访者很有可能会和家人一起居家隔离，密歇根大学的谢里尔·金（Cheryl King）教授强调，这就更加需要注意保障来访者的个人隐私，因为在对来访者进行帮助的过程中，咨询过程有可能会被其他家庭成员听到。所以在咨询开始之前，需要跟来访者讨论这个问题，并给来访者充分的时间，以便他们能够找到让他们充分感受到安全和私密的空间。在线上咨询的方式下，这对于建立咨询关系非常重要。

团体治疗在公共卫生危机中同样要面临从面对面的线下治疗转到线上治疗的情况。有研究表明，在危机干预中，团体治疗比个体治疗有效。尤其是在公共卫生危机期间人们处于居家隔离的状态时，团体的形式对于处理社会孤立感来说是非常重要的，也能够在资源紧缺的情况下帮助更多的人。

但线上的服务形式毕竟不同于平时线下的情况，因此有一些因素需要引起心理工作者的关注。

首先是伦理问题。虽然在线的形式使得心理服务更加便捷，但因为通过视频、音频等方式组建小组，会对团体成员的隐私性保护工作提出挑战。在团体治疗开始前，团体治疗师应在第一次治疗之前就请团体所有成员签署在线团体治疗的知情同意书，并请他们确认已经知晓团体治疗可能的隐私风险、团体治疗的任务和线上团体治疗的局限性。团体治疗师应自始至终对团体的隐私保护负起责任。

其次，团体治疗师还应在团体治疗开始前对团体成员进行仔细的筛选，确保参与的人员适合团体治疗；并仔细检查团体成员签署知情同意书的情况。这对于团体成员对团体治疗的依从性、期待的合理性、目标的明确性都非常重要。

（二）孤独感的心理干预

霍尔特·伦斯塔德（Holt Lunstad）教授指出，虽然现有的研究都表明孤独感会对个体产生有害的影响，但如何有效解决孤独感，目前还没有十分有效的方法。

目前对于导致孤独感的根本原因并没有明确的结论，因此要设计有针对性的干预孤独感的措施有相当大的难度。罗卡奇（Rokach）教授指出，每一个个体所处的情境不同、年龄阶段不同，感受到孤独的原因也不尽相同，因此不可能妄图找到一个统一的干预模式来解决不同人群的孤独感。当然，不同的孤独也有一些共同的因素，比如，可以尝试将对孤独者的支持首先放在家庭支持系统中，因为无论对哪个群体来说，家庭支持始终是最重要的支持。另外，对于青少年的孤独感，可以考虑在学校进行一些有针对性的干预措施，比如，发动青少年同龄人之间的互相关照机制，如果有学生处于孤独的状况并明显处于孤立的情况下，他／她身边的同龄人能够及时识别并尽快报告，以对这样的学生尽早进行支持和干预。

芝加哥大学的克里斯托弗·马西（Christopher Masi）教授在对社会孤立和孤独感这一主题进行研究后，认为心理学界在处理孤独感问题上可能存在一定的误区。心理学家一直强调要提高孤独者的社会功能，呼吁社会要加强对孤独者的社会支持或鼓励孤独者进行更多的社交活动。但与此相比，心理服务人员应将注意力更多地投入到理解孤独者的内心世界这件事上，想办法解决导致他们孤独感的负面心理，这可能比只一味推动他们多参与社会活动更加有效。一项分析汇总了 20 项随机临床干预试验，这些干预试验旨在解决儿童、青少年和成年人的孤独感。结果发现，认知行为疗法（cognitive behaviour therapy，CBT）对改变孤独者关于适应困难的社会认知最有效，因而可以帮助患者认识到自身的认知和行为问题，调整他们在自我价值感和他人对自己看法上的歪曲认知，从而使孤独者可以采取更加积极的方式应对导致他们孤独感的问题。

（三）儿童青少年的心理干预

对儿童青少年提供线上心理服务与对成人的服务有所不同。心理工作者在给儿童提供线上咨询时，应该认识到，儿童在面对电子通信设备时，很可能不喜欢也不适应这种形式，他们也容易被周围环境干扰，分散注意力。儿童可能在语言表达方面存在困难，因此要考虑到，儿童可能还需要其他形式的治疗，比如，画画等。心理工作者在线上面对孩子时，要尽量以孩子能够听懂的表达来多作解释，并增加和孩子的互动；也可以通过在线传送一些图片资料等来辅助治疗关系的建立。

心理工作者要有心理准备，儿童的焦虑程度可能较高，再加上一些家庭的因素，在治疗中儿童的症状（比如，抑郁焦虑等）是有可能加重的。有行为问题的儿童可能会表现出更多不受控制的不恰当行为。对于那些有严重心理创伤史的儿童，健康危机事件可能会让他们的压力感增加，从而可能激活他们早期的创伤体验，严重的甚至会出现明显的精神症状。心理专家应对儿童充分地共情，并与孩子的监护人进行讨论，并对特殊时期的儿童及家庭的心理特点做出充分的解释和心理教育。

宾州州立儿童虐待解决方案专家尤·杰克逊（Yo Jackson）博士的研究表明，父母之间的关系紧张程度升高通常可以作为儿童被虐待和忽视的主要预测指标。公共卫生危机对于每一个家庭都是一次考验，即使那些平时善于养育孩子并与孩子保持着良好关系的父母，也未必能够很好地管理自己的情绪，从而将家庭气氛推到紧张的状态，而孩子是家庭中最容易接收父母负面情绪的成员。况且，孩子对这次灾难的不确定性也因认知空白而承受着压力，并会因此产生焦虑情绪，但是，处于巨大心理负担下的父母很有可能在回应孩子的不良情绪时，以一种具有攻击性的甚至虐待性的方式与孩子互动。

因此，心理工作者还应对儿童的父母进行评估和帮助。作为儿童的社会支持者和监护者，父母的心理状态直接影响到孩子的生活状态和心理状态。杰克逊博士呼吁父母在有能力更好地照顾孩子之前，应该首先照顾好自己，因为父母无论采取何种减轻压力的措施都可以间接地减少儿童遭受虐待和忽视的概率。杰克逊博士说，让父母在公共卫生危机下居家隔离的状况中减少对儿童的暴力行为，唯一的途径就是先把自己照顾好。世界上的父母都不是超人，只有父母首先做到更加了解自己并与自己的内心建立联系，才有可能成为承担照顾孩子的角色。

但在公共卫生危机期间，很多家庭会受到巨大的影响，有些父母面临着失业和收入下降等问题，家庭在此期间都处于不安全的境遇中。因此，心理工作者应对儿童的父母进行简单的访谈，评估他们目前的心理状态，看看他们是否还有能力和精力照顾儿童。如果心理工作者发现儿童父母的情况不容乐观，应想办法为他们提供帮助，并鼓励他们寻求专业的心理帮助。

另外，还要特别关注家庭中可能存在的虐待儿童的情况，尤其线上与儿童交流时，儿童向心理工作者表达被虐待的情况可能会更加困难。

最后还需要关注特殊的儿童和家庭，如残疾的儿童、语言功能障碍的儿童和低收入家庭的儿童等。对于这些群体，他们即使有心理需求，但能够求助的资源却非常有限。因此，为这些儿童考虑和选择适当的治疗方式是非常必要的。比如，没有条件使用手机进行在线互动的孩子，可以通过电话与他们进行沟通。孤独症的孩子对于不是线下面对面治疗的方式可能在开始时难以接受，应给他们更多的时间来适应线上治疗的方式。

（四）老年人群体的心理干预

公共卫生危机中，老年人的死亡风险更高，这会增加老年人的恐慌感。还有一个重要的负面因素，即公共卫生危机中因居家隔离等原因使老人无法获得较为可靠的社会支持，这会导致老年人容易面临一个严峻的问题，即社会疏离感和孤独感。

美国国家科学院一项报告显示，美国有数量众多的老年人陷入社交孤立的处境。65 岁以上的老年人中，将近 1/4 有社交孤立的情况，这部分老年人几乎没有社会关系，很少进行社交活动。而 60 岁以上的老年人中，有 43% 的人都有明显的孤独感。这严重影响了他们的身心健康，甚至会影响寿命。尽管所有人都有可能感到孤独，但老年人因为一些现实情况和健康状况，诸如慢性疾病、听力减退和其他感觉器官功能减退等，表现会更甚，比如，听力减退的老年人可能不愿主动参与到社交活动中。此外，这个群体更有可能经历丧失，且在亲朋好友逝去后，很难再重新建立较为紧密的社会关系，这就导致他们独居的可能性更高。该报告强调了社交孤立和孤独感的区别。社交孤立主要是客观情况，即这些老年人在现实中缺乏社交活动和家庭支持；而孤独感主要是主观上的，是感觉自己孤苦伶仃并且无助。

事实上，并不是所有社交孤立或独自一人居住的老年人就一定会感到孤独。孤独感和心脏病、痴呆和其他健康问题都有较为紧密的联系。杨百翰大学心理学教授伦斯塔德（Julianne Holt Lunstad）博士的研究显示，社交孤立增加了老年人的死亡风险，而这个风险因素比其他因素如吸烟、肥胖、缺乏体育锻炼等对老年人的影响更大。然而，伦斯塔德教授说，老年人的社交孤立和健康之间的这种紧密联系却常常没有引起足够的重视。

心理学教授豪斯（James S. House）博士认为，公共卫生危机使老年人的社交孤立的情况变得更加麻烦。一方面，必须对老年人群体进行重点防护，以避免他们感染疾病；而另一方面，这样的防护措施很可能会增加老年人的孤独感。

因此，要鼓励老年人主动获取积极的社会支持，如建议他们与家人和朋友保持联系等。然而，很多老年人并不擅长使用现代化的联系手段，如通过社交软件与外界建立联系。得克萨斯大学的老年心理学专家费格曼博士建议，可以鼓励老年人尝试多渠道的联系方式，比如，通过视频聊天等手机应用程序，或者传统的电话、写信等方式。重要的是，老人在对一些联系手段没有压力感的情况下，能够建立投入—回报的反馈机制，并从中感受到价值感和被支持的感觉。

对于老年人群体来说，非常重要的一个方面就是促进代际之间的联结。在中国的文化下，家庭是最重要的社会支持单位，"孝道"是重要的社会美德。这在老年人的心理支持方面起着举足轻重的作用。

近年来的一些研究发现，如果老年人能够多参与社区的团体活动，那么老年人的心理健康状况会在很大程度上得到改善，他们的孤独感也会因此减轻。加州大学旧金山分校专攻老年心理的朱利安·约翰逊（Julene Johnson）博士于 2019 年调查了老年人的孤独感与合唱团活动的联系。该研究是一项多中心研究，共有 12 个研究中心，其中有 6 个中心的老年人被随机选择参加合唱团，合唱团的合作包括每周一次的团体讨论会以及演出活动；而另外 6 个中心的老年人没有参加合唱团。在研究开始的六个月后，两组老年人在认知功能、身体压力感受和心理健康方面均无显著差异。但是，那些参加合唱团的老年人在心理社会功能的评估方面有两个维度得到了明显改善：一是有孤独感的老年人数量明显减少，而且这部分老年人对生活感兴趣的程度有所增加；而没有参加合唱团的老年人的孤独感没有变化，他们对生活感兴趣的程度也略有下降。

霍克利教授认为，通常老年人处于社会被边缘化的境地，他们一般都会感受到自己对于社会来说不再有工作生产的能力。应探索更为有效的方法来消除特殊群体尤其是老年群体的孤独感、提高社会整体的心理健康水平。有心理学家提出"代际住房计划"，即建设更多的"混合年龄"社区，将老年人群体和年轻人群体聚集起来，让他们有更多一起活动、互动的机会，这可能在一定程度上能够解决老年人的孤独感，让他们感到自己还具有活力，并且没有被社会所抛弃。

另外，老年人群体因所处的生命阶段，在一些问题的感知上相对敏感。埃里克森认为，老年人的心理状态为成熟期，这个阶段要处理的内心冲突是自我调整期与绝望期的冲突。因此，老年人在自身的价值感方面比较敏感，需要帮助他们进行积极的自我调整。因此，在危机中，要让老人有更好的防护意识，就需要寻找更加有效的方法，既能让老年人在心理上能够接受，又能积极采取自我防护的方式。比如，家人应避免对老人进行说教。如果只是简单地告知他们是弱势群体，需要更严格的防护，这种说法很可能不被老年人接受，因为会让他们产生自身的无用感和无助感。可以尝试让老年人找到一些重要的事情，以让老年人心甘情愿地留在家里，比如，照料年轻人的生活，或和孙辈进行有意义的互动等。

（五）患者的心理关怀

症状较重的患者，除了要应对身体方面的变化外，可能还必须应对心理方面的改变，如认知改变、注意力和记忆力存在一定的障碍，还有其他心理方面的问题。这些心理反应可能会持续几个月甚至更长的时间。在突发公共卫生危机期间医疗环境相对恶劣的情况下，一些患者接受了重症监护治疗。这些体验都有可能让患者出现创伤后应激相关症状，包括当这些患者康复后回到自己所在的社区，有可能会遭到周围人的不公正对待甚至歧视。

巴尔的摩约翰霍普金斯医院康复心理专家梅根·霍西（Megan Hosey）博士分享她的经验说，尽管病毒感染常常与以往的疾病有很多不同之处，但是，在帮助患者应对其心理健康问题时，可以借鉴现有的临床经验，比如，对重症监护综合征和急性呼吸窘迫综合征的心理关怀策略。治疗方法可以考虑采取认知行为疗法、暴露疗法和呼吸技术调整方法等。

呼吸困难并不是重症患者的唯一症状，有很多重症患者甚至一部分症状轻中度患者，会有一些共同的心理反应：比如，疲劳感、脑雾症状（Brain Fog）、睡眠障碍等。

帮助病毒感染重症患者进行心理康复是一个长期的工作，并且难度很大，需要一个全方位的心理管理模式。要教会患者学会适应改变后的生活，并慢慢地克服与心理相关的症状。

根据现有的研究，重症监护病房的患者有较高发作谵妄的风险，总体上达到了 20%～40%，多达 80% 需要机械通气的患者都会发作谵妄。近年来，临床上已经针对重症患者的谵妄开展了一系列的预防措施，比如，加强对于患者认知和意识的急剧波动性变化的识别，可采取的策略包括减少患者对镇静药品的依赖、保证患者方便移动和家庭参与患者的心理支持等。

拉什大学医学中心康复心理学家阿比盖尔·哈丁（Abigail Hardin）博士发现，病毒感染重症患者较容易出现谵妄的情况，这可能是由于对患者实施治疗和看护与常规工作不同。由于临床医生和护士必须佩戴口罩、穿防护服，与患者的交流变得十分困难；由于患者不被允许家人的探视，无法获得家人的心理支持。重症患者有可能会对这种临时的治疗设置感到愤怒。从临床经验来看，重症患者的情绪容易不稳定，出现睡眠障碍、激越等情况。

霍西（Hosey）教授分析了 2003 年 SARS 患者的数据，当时共有 117 名加拿大的 SARS 患者参与了研究，患者中有 1/3 在一年后报告其心理健康状况变得更加糟糕。有一半的患者虽然肺功能检查结果显示正常，但他们仍会有呼吸急促的感觉。之所以仍有这样的症状，可能和其保持焦虑的心理状态有关。

事实上，急性呼吸综合征的重症患者在医院接受治疗时的实际病情并不等同于他们在出院后就一定需要持续的心理支持。无论躯体方面的疾病有多么严重，但患者的康复程度往往取决于其对症状的感知情况，而并不取决于躯体疾病的严重程度。呼吸困难和焦虑往往是互为因果的，呼吸困难会引发心理上的焦虑，而越是焦虑，就越是会产生呼吸困难的感受。

基于此，临床心理师可以尝试教会患者运用一些行之有效的放松策略和调整呼吸的方法，让患者能够切身体会到通过这些方法可以改善呼吸状况，使患者感到对呼吸困难的症状有了一定的掌控感，从而降低焦虑的程度。

帮助重症患者恢复生活，需要根据患者在生理及心理方面受影响的程度，制定符合患者个体化的康复策略，要定位患者最迫切的内心需求，并予以回应。比如，如果患者最希望的是重返工作岗位，那么心理测试应该是必要的，通过测试患者的认知情况、注意力水平和心理状态的改变，评估患者是否已经具备了重返工作岗位的能力。有的患者在康复后仍会时常感到疲劳，那么临床心理师就应该评估这样的状态在其工作中可能造成的后果，以确定患者是否可以马上返岗，并教给他们一些缓解疲劳的健康技巧，比如，保证足够的睡眠时间、冥想等。

心理工作者在接触出院患者时，患者在一开始可能并不愿意暴露自身的想法和感受，这时心理师要充分尊重患者的决定，在讨论患者住院期间的创伤经历时，要让患者提前做好准备，充分感到安全后再与患者讨论。

帮助患者重新理清治疗过程中的经历，以及对此的想法和感受都是非常有帮助的，可以让患者尝试与了解情况的家庭成员进行交谈和澄清，在不违反原则的情况下，还可以允许他们浏览自己住院期间的病历，以填补重症情况下记忆力受损遗忘的部分。通过叙事治疗等方式，患者就可能会意识到他们已经安然度过了最严重的危急时刻，身体和心理都在恢复当中。如果患者无法面对当时的痛苦经历，患者的记忆有可能会一直停留在住院前后的创伤体验里无法自拔，身体和心理上的负面影响可能会让患者产生沮丧的情绪。

病毒感染后的出院患者还需要应对周围人的不理解和歧视，心理专家应帮助患者提高自尊并鼓励他去争取更多的家庭支持和社会支持。要避免出院患者因为人为的因素在危机结束时还不得不"社会隔离"和"自我隔离"。因此，应帮助患者发展小而精的安全的社交圈子，接受信任的人的支持，避免在危机后他们还一再重复创伤体验，预防出现创伤后应激的相关问题。

（六）危机人群的心理支持

突发的公共卫生事件作为一个影响面颇广的压力事件，可能会使一些心理状态本来就存在问题的人做出极端的行为，比如自杀。

目前还没有准确的数据能够说明突发公共卫生事件和自杀之间的关系。突发事件造成的压力并不会使个体突然实施自杀，自杀行为通常是生物学因素、心理因素、环境因素和其他多种因素综合作用的结果。以 2008 年美国的经济大萧条为例，当时全美约有 480 万人失业，但自杀率并没有明显上扬。加利福尼亚大学洛杉矶分校戴维·格芬医学院的精神病学和生物行为科学教授阿萨诺（Joan Asarnow）博士说，在重大的压力之下，人们反而可能会发现自己拥有的先前还不甚了解的优势。比如，在第二次世界大战中，心理学团队推测了闪电战期间可能出现的各种心理问题，但事实证明，人们大多没有出现特殊的心理症状。

对于一部分人而言，在突发的公共卫生事件中甚至会让他们产生一种团结的集体归属感，从而打消了自杀的念头。还有一些人群，在突发的公共卫生事件中的居家隔离反而是保护性的，比如，本来有自杀倾向的青少年会受到父母密切的关注，从而防止其做出极端行为。人群在应对压力方面，总体上比我们想象的要强大。重大公共卫生事件中，公众虽然可能会在极短的时间内大面积出现负面情绪，但只要有意识地运用恰当的应对策略，由应激事件引起的负面情绪是可以得到有效控制的。

但是，在重大公共卫生事件之后，自杀问题仍需要我们密切关注。临床心理学家可以采取一些措施来防止自杀事件。弗里德曼博士对此作出了一些建议：心理从业者应尽可能了解有关自杀预防和危机干预的更多信息。在突发公共卫生事件中，所有人都是打破了日常生活直接进入战斗状态，心理从业者往往并没有准备好应对自杀相关的工作，比如，评估和干预的策略等，这种状态下，危机干预的相关工作会让心理从业者感到压力和一定程度的焦虑。而且，危机都是借助网络进行的，这种陌生的工作方式也会让心理从业者难以马上适应。弗里德曼博士建议心理从业者应在危机期间进行心理工作之前尽快掌握危机干预和应对自杀的技术和方法，比如，如何保障自杀者的安全，如何与家属、社区等联动协作评估自杀者的风险，如何进行自杀解救后防止再次出现自杀行为的监管工作，以及现场干预技术、认知行为疗法等基本技术。

线上干预是一个非常便捷和重要的手段。当心理工作者认为来访者有明显的自杀意念，就应及时采取措施保证来访者的生命安全。比如，与来访者签订治疗合约，教会来访者一些应对情绪的策略，如放松技术，必要时需要联系家属、专业机构或警方来协同处理。在危机干预时，应明确告知来访者求助渠道的方式，并获得来访者的承诺，即他们在陷入困境时想要自伤或自杀之前，能够停下打算要做的危险行为，先寻求帮助。

有心理工作者认为，在给有自杀倾向的来访者提供帮助时，线上咨询的帮助也许会存在一定风险。他们担心的一个方面是，他们可能会遗漏来访者表现出来的非语言线索，在传统的面对面咨询中，在谈到来访者的自杀意念时，咨询师不只会对来访者的语言表达方面进行评估，还会观察来访者的表情和肢体语言；但是，通过在线的诊疗方式，这种观察的难度会大大增加，来访者可能会为掩饰自己强烈的内心冲突而下意识地避开摄像头。还有一个值得关注的方面是心理工作者和来访者所处的空间不同，咨询师可能无法采取及时的保护措施，在面对面咨询中，当咨询师意识到来访者有很高的自杀倾向，就可以当即做出一些保护性的措施，比如，不让他们离开咨询室，及时联系家属或者专业机构协同处理。但是，在线工作时，增加了很多不可控的因素，比如来访者可以随时挂断电话，而咨询师对此无能为力。

在重大灾难面前，对公众的心理科普工作也是十分重要的。在对有自杀风险的人员救助工作中，心理工作者应尽可能地对自杀者及其周围的人员，如亲友等，进行科普宣传教育，让他们迅速获取一些识别自杀信号的知识，以及教会他们当患者处于高风险的自杀危机状态中时，如何能够保障自杀者的安全，并迅速联动社区组织和专业机构对自杀者实施帮助。因此，应该结合实际情况，对社区工作人员和其他基层工作人员进行心理救助基本技术的相关培训，这项工作也是非常有必要的。

（七）医护人员的心理照护

对危机中一线工作人员提供心理服务是非常必要的。科罗拉多大学医学院精神病学副教授海伦·库恩斯（Helen L. Coons）指出，平时的工作经验都不足以应对紧急的情况。一线工作人员会经历许多临时突发的情况，工作方案或治疗策略等都会根据实际情况不断调整，而这个过程会让一线工作者承受巨大的压力，直至筋疲力尽。他们可能会出现了诸如抑郁、焦虑、失眠等心理症状。

我国的心理工作者在危机期间关注到了一线医务工作者的心理压力，他们在短时间内承担着前所未有的工作量，每天都经历着死亡和其他创伤事件，他们是很可能产生心理困扰的人群。还有在危机期间一直无休的社区工作者，他们为隔离的居民协调物资、提供食物和其他生活必需品，经常经历有人感染甚至死亡的事件，可能还要对患者和其家庭成员提供心理支持，这个群体容易产生职业倦怠及负面的情绪问题，甚至创伤后应激障碍。

在突发的公共卫生事件中，医务工作者有很高的被感染风险。在病毒的源头未知的情况下，突发事件管理没有固定的规范和经验可循，因此公众对风险的感知明显高于一般情况，即便是医务人员也是如此。这既挑战了他们的既有经验，也妨碍了他们能够及时有效地主动应对。根据不可控性的相关理论，当某事件是新发的、不可预测的、不确定的，往往会和恐惧的情绪强相关，这些因素都会让医务人员出现明显的压力反应。如果这种不可控的相关因素长期存在，那就会使作为个体的医务人员受到长期的负面影响。

有研究表明，在突发公共卫生事件中，往往会将医务人员作为重要环节，高度强调要使医疗系统保持高效的工作能力，并严防医疗机构成为感染的重灾区，这样艰巨的任务可能会使患者和医务人员处于高情绪风险当中。这就需要建立情绪管控的体系和机制，来评估和干预急性压力和情绪反应，促进心理健康。

梅德（Maunder）等人在2004年对医务人员的心理状况进行了调查，显示29%的医务人员的心理困扰呈现较高的水平，这说明特别是在公共卫生事件中这类突发的压力事件中，更要预防医务人员出现急性应激反应的风险，并找出保护性因素。

特别要注意的是，该研究发现医务人员出现分离症状的比率较高，而这类症状可能会使医务人员在提供治疗或护理服务时严重影响其工作过程，甚至可能造成不可挽回的后果。所以应关注医务工作者的心理状况，并充分评估对医务工作者可能造成的影响，有必要时，对医务人员的评估工作应联合精神心理卫生机构进行，要尽量保证他们的身体和心理都能够达到较好的状态。这就要求心理领域的专业人士开发针对医务人员的心理干预方式，以及时处理他们的情绪问题，保证他们能够在高压情形下提供高效、可靠的临床服务。博南诺教授（Bonanno）提出，可考虑根据医务人员在紧急状况下的不同心理反应状态进行分级分类，有层次地向医务人员提供快速减压、处理情绪问题的方法，防止在紧急情况中有医务人员不堪重负，出现严重的心理问题而使医务救治工作被迫中断。

因此，给予一线医务人员足够的心理支持是危机应对工作的重要组成部分，心理服务人员应帮助医务人员识别自身的情绪表达，并适当进行澄清，以减轻医务人员的应激症状。

在综合性医院中，需要有切实有效的方法能够识别无法有效应对巨大压力的医务人员，将相对风险低一些的工作分配给他们，以便他们能够继续工作，缓解医务人员不足的压力。

应为医务人员提供专门的心理支持和干预服务，以及时帮助因无法有效应对危机而出现较为严重的应激相关障碍的医务人员。在危机结束后应成立心理干预小分队，评估医务人员的创伤和相关心理问题，预防严重的心理障碍，并长期对有需求的医务人员进行心理支持。

在对有心理支持需求的医务人员进行紧急援助时，应遵循规范的紧急情况下心理急救和干预指南。临床心理学家还应制订和完善在紧急情况发生时对综合性医院医务人员的心理需求进行及时响应的工作联动机制和行动计划，以保障定点医院等机构的一线工作人员能够在心理健康的状态之下有力地应对危机。

在本书的第六章"重大公共卫生事件中一线工作者的心理关怀"中有更多关于医务人员心理健康支持的论述。

（八）丧失和哀悼

无论在何种文化下，都有对亲人进行道别的习俗和仪式，中国文化下的丧葬仪式是非常讲究的。无论在何种习俗中，丧葬仪式中都有一个关键要素，即社交关系。在突发公共事件中，现实中的人际联结被迫中断。亡者的亲属可能没有办法在最后的时刻见到亲人并及时表达哀伤。应对丧失最重要的方式之一，就是与逝者的亲朋好友之间联结，共同向逝者道别，寄托哀思，完成哀悼过程。

在突发公共卫生事件中，有一些替代性的仪式，如在网络上举行仪式，由国家发起的哀悼活动等。这些新的仪式可以在一定程度上帮助丧亲者处理哀伤，但是，网络技术并不能完全替代人与人之间的情感沟通，如现场的相互拥抱。研究表明，与亲朋好友通过拥抱等方式进行相互抚慰，可以帮助个体产生催产素、多巴胺和 5- 羟色胺等神经递质，有助于人们情绪的调节。当人们无法到现场与其他哀悼者一起向遗体告别和表达哀伤时，他们有可能会对丧失的过程产生极大的不确定感。这种不确定感很难消除，人们会因此感到沮丧和无助。当这样的突发公共卫生事件造成大量伤亡，人群又无法及时地采用传统方法进行道别、处理哀伤情绪，可以考虑从群体和个体两个层面出发，在非常时期采取有组织的、便于采用的、有效的治丧制度和办法。

内梅耶（Neimeyer）教授认为，突发公共卫生事件下不同以往的情况可能会使那些失去亲人的人群遭受复杂性创伤的概率大大增加，而发展成为"长期悲伤症"。

根据哥伦比亚大学 M. 凯瑟琳·希尔（M. Katherine Shear）教授的研究，长期的悲伤会使丧亲者表现出对于死去亲人持续的怀念、不信任感或无法接受现实的痛苦。如果不接受专业的心理帮助，长期悲伤会增加个体药物滥用、睡眠障碍、免疫力下降的概率，甚至是自杀的风险。

内梅耶教授强调，在过去的十年中，心理学界不断认识并积累了很多关于长期复杂性悲伤的知识。该类问题的风险因素包括社交孤立、不安全的依恋模式。焦虑情绪以及模糊性的丧失感，有可能会使更多的人陷入长期复杂性悲伤的状态当中。

丧亲是一种实际的丧失，丧失的不仅是人际关系的丧失，还有安全感的丧失、社会联结的丧失、暂时的自由的丧失、工作的丧失、财产的丧失等。人们的生活在不断发生着改变，遭受很多无法预测的新的丧失，可以说，公共卫生事件使人们经历了一种持续不断的丧失感，和随之而来的持续不断的痛苦体验。这些有关丧失的体验很多都是"模糊的"的感觉，这些丧失不像亲人死亡之类的丧失那么直观，缺乏明确的指向性，有时这种丧失感既不清晰也不明确。这种模糊性会使人们在处理丧失体验和从中恢复的时候变得困难。

公共卫生事件使所有人都面临着各种各样的丧失，而这些丧失都和我们的依恋模式有关。哥伦比亚大学创伤和情绪方面的心理学专家博南诺（George Bonanno）教授认为，我们的哀伤不仅是因为丧失的事物本身，而且也是因为这些丧失影响到了我们对自我的感知方式。事实上，我们会对任何造成我们失去某种身份的丧失感到悲伤。比如，有研究表明，失业会使个体在很长的一段时间内感到悲伤，这种悲伤和焦虑或抑郁都有所不同。造成这种长期悲伤的原因，似乎与失业这件事动摇了个体的自尊和对公平感的信念有关。

更详尽的内容，请见本书的第五章"重大公共卫生事件中的丧亲与哀伤治疗"。

四、灾后公共卫生系统的任务

公共卫生组织在紧急情况或灾难中总是担当着极其重要的角色，它们一方面要从社会层面对紧急情况和灾难进行干预，另一方面还要直接或间接为受灾的民众提供持续的社会心理支持。

2018 年 10 月，世界卫生组织（WHO）就召开会议，讨论针对紧急情况和灾难研究的关键需求。这次会议的一个重要主题是紧急情况和灾难的前期、中期和后期的社会心理管理，并确定了三个研究重点：灾后心理后果的长期监测、个体干预的工作需求和社区层级的干预需求。

首先是灾后心理后果的长期监测。如前文所言，许多研究都表明灾难对受灾者的心理影响是非常持久的，其中包括不良的后果，如创伤后应激障碍（PTSD）/创伤后应激症状（PTSS）、焦虑和抑郁等；还有积极的后果，如创伤后成长和对积极人际关系的需要等。但是，一些弱势群体，如儿童、老年人、残疾人和贫困户等，他们往往缺乏便捷测量的条件（因为有些人没有智能手机或不知如何操作），掌握这些人群的准确情况就增加了工作难度。

另外，在紧急情况或灾难发生之时，社区这一层级的情况往往无法实施卓有成效的测量，因此无法掌握可信的真实情况，这为日后纵向的重建工作增加了不确定性和极大的难度。

其次是个体干预的工作。因人群中个体的心理发展情况不同，社会心理风险很少以集体为单位大面积地出现，因此，如何能够准确地定位高心理问题风险的个体，就是一件非常重要的工作。为了更好地了解紧急情况或灾难后的社会心理风险、脆弱程度和恢复能力，需要以临床为依托，在社区范围内开发和设计各种有针对性的个体干预措施及评估机制。干预措施应包括但不限于自我调整的办法、实际困难的支持方式、心理急救的工作方法，还有针对一线工作人员的预防性的心理保障措施、筛查和诊断工具以及各种灾后心理健康问题所需的药物。

心理急救工作通常要对因灾难遭受严重影响的人们提供情感支持和干预支持，但在灾难过程中条件有限，在无法迅速得到心理咨询专业人员帮助的情况下，心理急救工作可以由现场的工作人员提供，比如，医务工作者、教育工作者或接受过相关训练的志愿者。

应在灾后由心理咨询专业人员或训练有素的社会工作者对因受灾难影响出现较为严重的心理问题人员提供长期的心理干预措施，如焦点解决心理治疗、认知行为疗法、精神动力疗法、家庭治疗等。

对于直接暴露在灾难中的人群，预防性干预尤其重要，可以降低他们罹患PTSD和抑郁症的风险。还有一个非常重要的方面，即传播渠道，应该通过广泛的培训、工作指南的方法、资料库的建立、合理的传播策略的制订，以使标准化、正规化、经过专业验证的临床干预措施和工具能得到广泛的共享和应用。还必须注意一点，即注明这些干预措施和测量工具的使用准则，避免不当使用和滥用。

最后是社区层级的干预。和个体干预的工作类似，当灾难足够大、波及范围足够广，就有必要进一步制定社区级的干预策略和评估机制，例如，在紧急情况和灾难发生时进行社会心理教育，在灾难发生之后通过建立心理自助小组和心理救援小分队来满足社会心理需求，如动员社区团体成员开展学习心理救援技能的活动，重点关注弱势群体和边缘化群体如精神障碍患者的心理支持工作。

灾难结束后，心理工作会迎来更大的挑战，需要医疗机构、心理机构和公共卫生团队尽快恢复日常工作。应保障有严重心理问题和出现急性心理问题的人员能够快速获得基本的临床精神心理卫生服务。但是，由于专业人员巨大的工作负担（如因灾难影响导致的工作量累积）和组织协调工作难度的加大（如灾后公共资源的投入减少），长期的社会心理康复工作会变成极其艰巨的任务。因为以上提到的一些现实困难，使得长期标准化的工作成为很难实现的事情，所以一般很少对公众心理健康的后果进行长期监测。

在灾后心理康复的工作中，还有一个重要的方面就是对灾后重建阶段的社会心理干预措施进行评估，这项工作应该被列为常规工作，因为评估结果会为如何建立标准化的、最佳的灾后心理救援工作提供可供参考的依据。因为紧急情况或灾难通常具有不可预测性，所以一般无法在灾难前后进行随机研究或前瞻性的队列研究。相对而言，在紧急情况和灾难发生时，针对心理干预的研究应充分利用当时的环境条件，采取适合当下情况的自然实验设计。

事实上，从既往的经验看，社区层级一般很少能够参与灾难管理的工作当中。在紧急情况或灾难过后，社区层级延续性的工作会受到更大的障碍。所以，如何在灾后根据当地的特点建立高效的分层管理和严重心理患者的转介机制，是需要探索的方向。

心理学家们建议，在危机之后，要持续关注公众中与抑郁症、焦虑症、长期悲伤症以及自杀相关的情况，在为人群提供心理服务时，心理工作者还应采取创伤治疗的相关技术。波利齐（Polizzi）教授回顾针对大型创伤性事件的应对策略相关研究时发现，人们在经历影响面巨大的创伤事件后，需要建立更好的控制感、社会联结感和心理一致感，以应对心理创伤的影响。控制感的建立方面，可以通过对日常活动的合理规划、由政府调整舆论导向并推进危机之后的心理重建工作等方面实现；在社会联结方面，可以鼓励公众通过电话、在线视频和社交媒体等手段维持相互之间的社会联系；在心理一致感方面，可以让公众掌握一些冥想、调整呼吸等正念练习的方法。并可采取一些积极的应对方式，比如，可以将注意力放在可控的事物上来。这样人们在感到焦虑等负面情绪时可以快速平静下来，保持心理上的一致感。

党的十九大报告提出，将人民健康放在优先发展的战略地位，为人民群众提供全方位全生命周期的健康服务，其中心理健康是人民健康的重要组成部分。

以习近平同志为核心的党中央高度重视心理健康问题，明确提出要加强心理健康服务。在 2016 年全国卫生与健康大会上，习近平总书记提出，要加大心理健康问题基础性研究，做好心理健康知识和心理疾病科普工作，规范发展心理治疗、心理咨询等心理健康服务。2020 年 2 月 23 日，习近平总书记在专项工作部署会上指出，要主动做好心理疏导工作。心理健康问题是社会经济发展的重大公共卫生问题和社会问题，加强心理健康服务对推进健康武汉建设、满足人民群众日益增长的多元化健康服务需求具有重要意义。

在党的二十大报告中，习近平总书记在报告中明确提出，要"推进健康中国建设"。并特别强调，要"重视心理健康和精神卫生"。在习近平总书记和党中央的领导下，国家有序地推进着提高国民心理健康的各项工作。

（李闻天执笔）

本章参考文献

[1] 李闻天，杨光远，童俊，等. 武汉"心心语"心理热线2020年2月4日-2月24日来电趋势分析［J］. 心理学通讯，2020，3（1）：24-27.

[2] Abramowitz J S, Schwartz S A, Whiteside S P. A contemporary conceptual model of hypochondriasis［J］. Mayo Clinic Proceedings, 2002, 77（12）：1323-1330.

[3] Agree E M, King A C, Castro C M, et al. Age and cognitive style in a study of online health information seeking［J］. Journal of Medical Internet Research, 2015, 17（3）：e79.

[4] Barsky A J, Orav E J, Bates D W. Somatization increases medical utilization and costs independent of psychiatric and medical comorbidity［J］. Archives of General Psychiatry, 2005, 62（8）：903.

[5] Birnbaum M L, Daily E K, O'Rourke A P. Research and evaluations of the health aspects of disasters, part iii: framework for the temporal phases of disasters ［J］. Prehosp Disaster Med, 2015, 30（6）：628-632.

[6] Bowenkamp C. Coordination of mental health and community agencies in disaster response［J］. International Journal of Emergency Mental Health, 2000, 2（3）：159-165.

[7] Bromet E J, Havenaar J M, Guey L T. A 25 year retrospective review of the psychological consequences of the Chernobyl accident［J］. Clin Oncol, 2011, 23（4）：297-305.

[8] Carmona F M, Nieto D P. Acute stress among healthcare staff during a public health emergency in Mexico［J］. International Journal of Emergency Mental Health, 1970, 18（1）.

[9] Chan E Y Y, Murray V. What are the health research needs for the Sendai framework?［J］. Lancet, 2017, e35.

[10] Davis E B, Kimball C N, Aten J D, et al. Faith in the wake of disaster: a longitudinal qualitative study of religious attachment following a catastrophic flood [J]. Psychological Trauma: Theory Research Practice and Policy, 2018.

[11] Erjavec K, Karmen E. Media construction of identity through moral panics: discourses of immigration in Slovenia [J]. Journal of Ethnic & Migration Studies, 2003, 29 (1): 83-101.

[12] Fergus T A, Bardeen J R. Anxiety sensitivity and intolerance of uncertainty: evidence of incremental specificity in relation to health anxiety [J]. Personality and Individual Differences, 2013, 55 (6): 640-644.

[13] Forbes D, Alkemade N, Waters E, et al. The role of anger and ongoing stressors in mental health following a natural disaster [J]. Aust N Z J Psychiatry, 2015 (8).

[14] Forbes D, Haslam N, Williams B J, et al. Testing the latent structure of posttraumatic stress disorder: a taxometric study of combat veterans [J]. Journal of Traumatic Stress, 2010, 18 (6): 647-656.

[15] Galea S, Nandi A, Vlahov D. The epidemiology of post-traumatic stress disorder after disasters [J]. Epidemiologic Reviews, 2005, 27 (1): 78-91.

[16] Galea S. The long-term health consequences of disasters and mass traumas [J]. CMAJ: Canadian Medical Association Journal Supplement, 2007.

[17] Gamboa-Maldonado T. Building capacity for community disaster preparedness: a call for collaboration between public environmental health and emergency preparedness and response programs (cover story) [J]. Journal of Environmental Health, 2012.

[18] Généreux M, Petit G, Roy M, et al. The "lac-mégantic tragedy"seen through the lens of the enrich community resilience framework for high-risk populations [J]. Canadian Journal of Public Health, 2018.

[19] Godleski L, Darkins A, Peters J. Outcomes of 98,609 U.S. Department of Veterans Affairs patients enrolled in telemental health services, 2006-2010 [J].

Psychiatric Services, 2012, 63 (4): 383.

[20] Goldmann E, Galea S. Mental health consequences of disasters [J]. Annual Review of Public Health, 2014, 35 (1): 169.

[21] American Psychological Association. Guidelines for the Practice of Telepsychology [R]. APA, 2013.

[22] Heitler S, Hirsch A. The Power of Two Workbook: Secrets to a Strong and Loving Marriage [M]. New Harbinger Publications, 2003.

[23] Hilty D M, Ferrer D C, Parish M B, et al. The effectiveness of telemental health: a 2013 review [J]. Telemedicine Journal and E-Health, 2013, 19 (6): 444-454.

[24] Hull A M, Alexander D A, Klein S. Survivors of the Piper Alpha oil platform disaster: long-term follow-up study [J]. Br J Psychiatry, 2002, 181 (5): 433-438.

[25] Hull T D, Mahan K. A study of asynchronous mobile-enabled SMS text psychotherapy [J]. Telemedicine and E-Health, 2016, tmj.2016.0114.

[26] Jenkins-Guarnieri M A, Pruitt L D, Luxton D D, et al. Patient perceptions of telemental health: systematic review of direct comparisons to in-person psychotherapeutic treatments [J]. Telemedicine and E-Health, 2015, 21 (8): 652-660.

[27] Kim Y. Editorial: Great East Japan earthquake and early mental-health-care response [J]. Psychiatry and Clinical Neuroences, 2011, 65 (6): 539-548.

[28] Leadbeater A. Community leadership in disaster recovery: a case study [J]. Australian Journal of Emergency Management, 2013, 28 (3): 41-47.

[29] Lee H, Oh H J. Normative mechanism of rumor dissemination on Twitter [J]. Cyberpsychology Behavior & Social Networking, 2017, 20 (3): 164.

[30] Lichtveld M, Kennedy S, Krouse R Z, et al. From design to dissemination: implementing community-based participatory research in postdisaster communities [J]. American Journal of Public Health, 2016, 106, e1-e8.

[31] Lindsay D S. Replication in psychological science [J]. Psychological ence, 2015, 26 (12): 1827.

[32] Lo S T T, Chan E Y Y, Chan G K W, et al. Health emergency and disaster risk management (Health EDRM): developing the research field within the Sendai framework paradigm [J]. International Journal of Disaster Risk Science, 2017, 8 (2): 145-149.

[33] Mélissa Généreux, Schluter P J, Takahashi S, et al. Psychosocial management before, during, and after emergencies and disasters—results from the Kobe expert meeting [J]. International Journal of Environmental Research and Public Health, 2019, 16 (8): 1309.

[34] Neria Y, Nandi A, Galea S. Post-traumatic stress disorder following disasters: a systematic review [J]. Psychological Medicine, 2008, 38 (4): 467-480.

[35] Nieuwenhuijsen C, Donkervoort M, Nieuwstraten W, et al. Experienced problems of young adults with cerebral palsy: targets for rehabilitation care [J]. Archives of Physical Medicine & Rehabilitation, 2009, 90 (11): 1891-1897.

[36] Norris F H, Friedman M J, Watson P J, et al. 60,000 disaster victims speak: part I. An empirical review of the empirical literature, 1981–2001 [J]. Psychiatry: Interpersonal & Biological Processes, 2002.

[37] Oh H J, Lee H. When do people verify and share health rumors on social media? The effects of message importance, health anxiety, and health literacy [J]. Journal of Health Communication, 2019, 1-11.

[38] Pandharipande P P, Ely E W, Arora R C, et al. The intensive care delirium research agenda: a multinational, interprofessional perspective [J]. Intensive Care Medicine, 2017.

[39] Pezzo M V, Beckstead J W. A multi-level analysis of rumor transmission: effects of anxiety and belief in two field experiments [J]. Basic & Applied Social Psychology, 2006, 28 (1): 91-100.

[40] Conroy R M, Smyth O, Siriwardena R, et al. Health anxiety and characteristics

of self-initiated general practitioner consultations [J] . Journal of Psychosomatic Research, 1999, 46 (1) : 45-50.

[41] Rubin G J, Amlot R, Wessely S, et al. Anxiety, distress and anger among British nationals in Japan following the Fukushima nuclear accident [J] . Br J Psychiatry, 2012, 201 (5) : 400-407.

[42] Sarkar S, Gupta R. Telephone vs face-to-face cognitive behavioral therapy for depression [J] . Jama the Journal of the American Medical Association, 2012, 308 (11) : 1090.

[43] Schluter P J, Hamilton G J, Deely J M, et al. Impact of integrated health system changes, accelerated due to an earthquake, on emergency department attendances and acute admissions: a Bayesian change-point analysis [J] . Bmj Open, 2016, 6 (5) : e010709.

[44] Slone N C, Reese R J, McClellan M J. Telepsychology outcome research with children and adolescents: a review of the literature [J] . Psychological Services, 2012, 9 (3) : 272.

[45] Stiles-Shields C, Kwasny M J, Cai X, et al. Therapeutic alliance in face-to-face and telephone-administered cognitive behavioral therapy [J] . Journal of Consulting & Clinical Psychology, 2014, 82 (2) : 349-354.

[46] Suzuki Y, Fukasawa M, Obara A, et al. Mental health distress and related factors among prefectural public servants seven months after the Great East Japan earthquake [J] . Journal of Epidemiology, 2014, 24 (4) : 287-294.

[47] Svendsen E R, Whittle N C, Sanders L, et al. GRACE: public health recovery methods following an environmental disaster [J] . Archives of Environmental & Occupational Health, 2010, 65 (2) : 77-85.

[48] Tansey C M. One-year outcomes and health care utilization in survivors of severe acute respiratory syndrome [J] . Archives of Internal Medicine, 2007, 167 (12) : 1312-1320.

[49] Tedeschi R G, Calhoun L G. Posttraumatic growth: conceptual foundations and

empirical evidence ［J］. Psychological Inquiry, 2004, 15（1）: 1-18.

[50] Heckman T G, Heckman B D, Anderson T, et al. Tele-interpersonal psychotherapy acutely reduces depressive symptoms in depressed HIV-infected rural persons: a randomized clinical trial ［J］. Behavioral Medicine, 2017, 1-11.

[51] Tsutsumi A, Izutsu T, Ito A, et al. Mental health mainstreamed in new UN disaster framework ［J］. Lancet Psychiatry, 2015, 2（8）: 679-680.

[52] Turgoose D, Ashwick R, Murphy D. Systematic review of lessons learned from delivering tele-therapy to veterans with post-traumatic stress disorder ［J］. Journal of Telemedicine & Telecare, 2017, 1357633X1773044.

[53] Warsini S, West C, Ed G D, et al. The psychosocial impact of natural disasters among adult survivors: an integrative review ［J］. Issues Ment Health Nurs, 2014, 35（6）: 420-436.

[54] WHO. Mental health in emergencies ［EB/OL］. ［2020］. https://www.who.int/en/news-room/fact-sheets/detail/mental-health-in-emergencies.

[55] Chen X, Hay J L, Waters E A, et al. Health literacy and use and trust in health information ［J］. Journal of Health Communication, 2018.

[56] Young J. The Drugtakers ［M］. London: MacGibbon and Kee, 1971.

[57] Zara G. How well is telepsychology working? ［EB/OL］. ［2020］. https://www.apa.org/monitor/2020/07/cover-telepsychology.

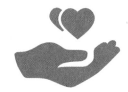

第二章

重大公共卫生事件中的
情绪特征与治疗

· · ●

在充满不确定与惶恐的日子里，每个人的心灵都在承受着前所未有的重压。情绪，如夜空中忽明忽暗的星光，时而黯淡，时而明亮。

本章将走进那些在灾难中涌动的感情，探索它们如何影响我们的思维与行为，以及我们如何在风雨中寻找到那份坚韧与平静。在重大公共卫生事件的压力下，情感不仅是我们对外界的反应，更是我们生存和向前的力量。

一、情绪概述

（一）什么是情绪

情绪是人对客观外界事物态度的体验，是人脑对客观外界事物与主体需要之间关系的反映。情绪是由于某一情境的变化，引起自身状态的感觉。美国社会心理学家沙赫特（Stanley Schachter）提出：任何一种情绪的产生都不是由单一因素决定的，而是由外界环境刺激、机体的生理变化和对外界环境刺激的认识过程三者相互作用的结果。在决定情绪的三种因素中，情境刺激是产生情绪体验的客观条件，生理激活决定情绪的强度，认知决定情绪的性质，认知在三种因素中起主导作用。

关于情绪的确切含义，心理学家和哲学家已经探讨了多年。

我国古人说的"人有七情六欲"也涉及情绪和生理需求等。情绪是一个心理反应，是身体内部的信号，它告诉你正在发生着什么。当有好事发生时，你会感觉心情很不错；但当坏事发生在你身上时，你会感觉心情很糟糕。在很多情况下，情绪就像是一个不断更新的新闻中心，告诉你正在做的和正在经历的事情。

情绪最初有 4 种基本形式：快乐、愤怒、悲哀和恐惧，后来不同的心理学家从不同的维度去描述、分类情绪，人们对情绪的认知也在逐步刷新。最新发表于《美国国家科学院院刊》的一项研究发现，人类的情绪有 27 种。

这 27 种情绪分别为：钦佩、崇拜、欣赏、娱乐、敬畏、焦虑、尴尬、厌倦、困惑、冷静、渴望、厌恶、嫉妒、着迷、痛苦、兴奋、恐惧、痛恨、快乐、有趣、浪漫、怀旧、悲伤、满意、性欲、同情和满足。事实上，人们的情绪远比想象中更丰富、更细微，还有很多混合情绪的微妙之处已经大大超越了人类语言能够形容的范围。情绪既是主观感受，又是客观生理反应，具有目的性，也是一种社会表达。我们需要关注的是，在情绪发生的时候，你的认知评估、身体反应、感受、表达、行动的倾向这五个基本元素都在短时间内协调、同步地进行着。无论人类对情绪做何研究，其研究结果必将有助于我们更准确地捕捉（感知）人的心理状态、大脑活动以及情绪表现，从而推动心理健康的维护和心理疾病的治疗。

（二）情绪与大脑

1. 创伤与大脑

随着脑科学的发展，我们对大脑有了更多的了解。从进化和发育的角度上，大脑可以分为三个部分：爬行脑、哺乳脑和智慧脑。爬行脑包括脑干和小脑，它是最先出现的脑，掌管着我们的生命中枢，如呼吸、心跳和平衡，不论在白天清醒的状态还是夜晚睡眠的状态，这部分脑都保持活跃状态。哺乳脑又称情绪脑，包括脑的边缘系统，如海马体、杏仁核、脑垂体和下丘脑等。这个脑负责掌控我们的情绪、记忆、哺育和性行为等。智慧脑即新皮质，通常被称为理性脑，它几乎囊括了左右脑半球，并包括了一些皮质下的神经元组群。智慧脑主要掌管我们的语言和抽象思维等功能。

在遭遇创伤时，我们的眼睛、鼻子、耳朵、皮肤等感觉器官感知到外界的信息，把这些信息传递给丘脑。丘脑负责整合我们的感觉信息，并将这些信息向两个方向传递：向下传递到杏仁核，向上传递到前额叶。杏仁核又把信息传递到海马体和脑干，下丘脑—脑垂体—肾上腺轴被激活，分泌神经递质，如多巴胺、肾上腺素、去甲肾上腺素，从而激活交感神经和副交感神经。交感神经活跃，使我们的脉搏加快、呼吸变急促，我们会做出战斗或逃跑的决定，但如果我们面对的事情太过严重，超出了我们能处理的负荷，我们会出现"僵住"的反应，在感觉上变得茫然，无法感受，在情感上变得麻木，有可能会出现现实解体，感到周围的一切都是不真实的。行动上手脚也被固定住了。

信号到达下通路的时间会比上通路的时间早几微秒。所以在危险来临时，我们的身体常常做出"下意识"的反应。比如，在高速公路上，突然遭遇事故，我们会猛打方向盘而无法考虑这会不会引起车辆故障。

创伤会损害我们的丘脑，丘脑遭到损害时，各种感觉无法整合，而成了单独的记录。因为丘脑的受损，信息无法传输到大脑，所以我们的智慧脑无法工作。创伤使我们活在过去的情绪中，所以人们常常困惑遭遇被创伤者的各种行为，他们仿佛被困在了过去的时空，丧失了与现实的联结。

现在我们再来谈一谈我们的记忆。记忆按照是否意识到，可以分为外显记忆和内隐记忆。内隐记忆，也有人叫潜意识记忆，是指不需要意识或有意回忆的情况下，个人过去的经验对现在产生影响；外显记忆指过去经验对当前有意识的影响。举例来说，如果你学会了骑自行车以后，你不需要去想如何动作，你就可以自如地骑上车并启动，这其实就是内隐记忆在帮助你；如果你回想一下你第一次骑自行车时发生了什么，例如，谁在教你，他怎么教的，你当时如何害怕，可能还摔了跤，这些能够回想起来的就是外显记忆。内隐记忆在发生上早于外显记忆，当我们还未出生的时候，内隐记忆就已经开始了。

内隐记忆中的启动效应可能是普遍存在于神经系统（包括脊髓）所有主要神经节中的一种特性。而外显记忆的发生则晚得多，根据目前的研究认为，与外显记忆关系最密切的脑区域是海马和大脑皮质。海马区是帮助人类处理长期学习与记忆声光、味觉等事件（即叙述性记忆）的主要区域。

两岁左右时，随着海马体的发育，外显记忆开始出现并能够被观察到。六岁左右以后到成年，随着海马体的发育成熟，外显记忆越来越清晰，并储存在我们大脑的文件夹里，我们可以开始沿着时间线整理出我们的人生自传。

当我们经历创伤事件时，情绪往往处于极端状态，如高度的愤怒、恐惧、紧张压力等，这使得身体释放过量肾上腺素，而这会导致海马体的关闭，破坏海马体的记忆整合作用；与此并行的另一个过程是，大脑里的杏仁核释放化学物质，来加强内隐记忆，这使得内隐记忆里的各种碎片得以强化，这些碎片包括创伤事件发生的场景（如天气、时间、声音、对话内容、现场味道、触觉等）、身体感受、情绪、应对行为反应等。所以，创伤事件发生时，内隐记忆的强化与外显记忆的受阻是同时发生的。

我们再来看看创伤事件发生时这些被强化的内隐记忆，这就是我们的创伤记忆。这些创伤记忆的碎片呈散乱状态，这些碎片中任何一部分在以后的生活中重现时，如天气、声音、现场味道、对话等，我们都会被拉回创伤事件发生时我们的感受里，而且非常形象生动，就好像创伤事件刚刚发生一样，我们也会本能地做出自动化的行为反应，要么指责、攻击或者退缩逃避等，这种现象也叫"记忆闪回"。这些未整合的创伤记忆，极大地操纵了我们当下的习惯反应、应对模式等，而且我们对此没有时间感，不认为这些碎片是发生在过去的，因为这些反应方式在我们大脑里已经形成了强大的神经回路，惯性的力量如此强大，让我们一次次陷进去而不自知。

2. 记忆与情绪

我们大脑的情绪中枢输入的信息，会与感觉系统输入的神经信息结合在一起，通过这种方式，情绪最终会影响人们的感知结果。李广射石就是因为在月黑风高的时候，人会感到更加紧张，所以更容易把信息判断为危险。

记忆能塑造当前的感知经验。每当某种情况发生时，对此情景形成感知的神经元模式，也会作为这个经验的记忆被大脑存储下来。某种经验发生得越频繁，意义越是重大，神经元模式的联结就会越强，这些记忆越容易被唤起。

我们的情绪被神经元记录下来，然后用快捷通道来进行运作。这意味着我们常常被以往强烈的情绪所左右，做出一些"不理智"的行为。

二、重大公共卫生事件中的情绪历程

重大公共卫生事件影响到人们生活的方方面面，许多时候，突发事件会大到超越所有人的想象，甚至也超出了个人能力所能即刻接受或处理的范畴。我们从未知到初步了解，在焦虑、恐慌、忧虑、无助、敬畏、失望、愤怒、内疚、自责、敏感、孤独、无力、绝望、自我怀疑中逐步接受和适应，并最终科学应对它。

突发公共卫生事件中突然的生活变动是造成人们大量负面情绪的主要来源。我们必须面对新的生活需求以及新的环境要求。当变动难以有效处理时，也会造成个体身体和心理的不适或疾病。对亲历者、患者、患者家属、丧亲者、千里驰援的白衣战士、一线医务工作者、社会工作者、心理工作者、社区工作者等来说，每个身处其中的人都有各自的情绪。大家关心突发公共卫生事件引发的经济衰退、环境污染、社会治安、食品药品安全等，这些不仅仅是社会问题，同时也会带来集体社会情绪，要解决这些事件所造成的情绪问题，单靠个人微薄的力量是不够的，需要借助整个社会的共同努力。

武汉市精神卫生中心"心心语"热线根据一万余通寻求心理援助的来电进行分析，发现突发公共卫生事件中人们求助的大部分是现实困境难以解决而出现的焦虑、抑郁情绪。同时由情绪问题引发躯体化困扰，睡眠问题占比也相当大。在这一小节，让我们跟随曾经发生于你我身边的故事（故事来源心理热线、心理门诊、网络等，个案信息已经过修改处理）去感受几种常见情绪。

（一）焦虑

焦虑是指个人对即将来临的或可能会造成的威胁或危险所产生的着急、挂念、忧愁、紧张、恐慌、不安等不愉快的复杂情绪状态，是一个人在面临其不能控制的事件或情景时一种正常的情感反应。焦虑情绪的本质就是你想要的和你现在所拥有的之间的差距，简单理解即理想和现实的差距，但不一定是差距大就更焦虑，因为焦虑值还和实现条件有关，即能力资源。

重大公共卫生事件的持续性和不确定性让人们很长一段时间都处于焦虑中，焦虑本身可以作为一种症状存在，而并非一种失调。从某种角度上来说重大公共卫生事件容易构成了大众的集体焦虑、社会焦虑。危机中的每一天，各类新闻、网络视频都在告诉我们外界是危险的，有很多不可控的危险，这些信息大量充斥着我们内心，很多时候我们没有办法过滤和隔离处理，信息堆积到一定量的时候，它会破坏我们内心对信息的消化能力以及对外界的认知，从而引发我们情绪和身体的反应，我们内心深处就有一种说不清道不明，但是，我们又能感受到强烈的惶恐。

从一定程度上来说，焦虑更多的是属于现实性焦虑，是人们对现实生活和工作学习的危机感或对我和我的家人会不会被感染等一系列威胁的一种情绪反应。我们焦虑生活方式、生活节奏的改变是否带来各种不适；我们焦虑收入锐减和失业导致的房贷、育儿、养老等问题；我们也焦虑中高考的孩子们的美好前程、各级神兽们的网课质量与效率；我们焦虑失去所爱的人、事物或是赖以生存的环境资源；我们也焦虑危机下风云变幻的世界格局……这种焦虑情绪反应是与现实威胁的事实相适应的，焦虑的强度与现实的威胁程度相一致，并随现实威胁的消失而消失。焦虑呈波动性，因而大部分人的焦虑具有适应性意义。它会引导人们动员身体的潜能和积极资源来逐步适应和应对环境变动，应对现实的威胁，逐渐获得应对挑战所需要的控制感及有效解决问题的措施。

突发公共卫生事件中的正常焦虑可以促使我们承担更大的社会责任并作出正确的决定。但有一些人即使在没有突发事件时也依然难以入眠，无法集中注意力和精力，而且总是对自己的生命和健康感到担心。对于此类有潜在焦虑的人来说，增加如此程度的额外焦虑会使其更加混乱，并可能干扰其正常生活，这类人群则需要专业干预。

在很长一段时间，大众面对焦虑也走了很多弯路，太多的焦虑占据了大脑，扰乱了我们的心智。根据对互联网生态的观察，大部分人的焦虑主要表现为：除了进食和睡眠，终日以手机网络为伴，被网上充斥的信息消耗，进入过载状态，难以分辨真相和谣言，在不同的群里找真相、找确定感。这会让人忍不住进一步去搜索相关信息，进入下一轮的焦虑循环。有时觉得哪里都是病毒，哪里都是危险，疑神疑鬼，即使不出门也担心空气有毒。万一出门，即使全副武装还觉防护不足，人们无法准确可见和估测危险，最可怕的是，感觉危险离自己忽远又忽近。对自己或亲人的生命安全、前途命运等过度担心而烦闷不已。

有人说死亡是人生必然的结果，是人生中最确定的事，而最不确定的事是如何死亡。这个绝对的不确定性让我们对死亡充满了想象和恐惧。当死亡真的临近，惊恐、否认、愤怒、挣扎、绝望等难以言表的情感，在走向死亡的那段时光中凌乱地交织在一起，让人对死亡的过程感到格外恐惧与不安。

在我们身边的故事中，可以真切地感觉到尽管死亡是必然的，人人都可以理解，向死而生的道理在理性层面也能接受，但无法克服的死亡焦虑仍成为多数家庭和患者本人难以接纳并释怀的最大障碍。

（二）抑郁

突发公共卫生事件发生时，一些人会因为面对感染、被隔离、无法复工、失去亲人朋友或是生意工作业务一落千丈等巨大的压力而产生明显的抑郁和悲伤情绪，这些抑郁和悲伤是一种正常情绪。当你真真切切地经历了，当你实实在在体悟或感知到或失败或失落的这些消极事件时，抑郁情绪就自然而然产生了。就算人们经历相同，最终也会因为认知思维的不同而呈现不一样的状态。

举个例子，突然失去了最爱的人会让人痛不欲生，正常情况下我们会悲痛、哭泣、悼念、缅怀，会想："我失去他（她）了，他不可能再回来，我很怀念我们在一起的美好时光、我们过往的浓浓爱意。"这种思维带来的感受是悲伤而充满温情的，它是自然情感的流露，是一种涌动的正常健康的情绪。这种悲伤抑郁让我们的生命更有意义，也变得更加厚重，我们的情感在丧失中得到升华。另一种情形是："他（她）离开了我，我的世界从此崩塌，我再也不会快乐，这太不公平了！"这种绝望的情绪完全基于认知思维的扭曲，可以摧毁一个人。这种抑郁是冻结不动的，你不知道它将持续多久，也不知道会不会反复，它损害着我们的现实功能。大部分人长时间隔离，不仅会给我们带来经济上的损失以及对身体的负面影响，也会给我们带来很多心理上的压力。持续的心理压力会降低人的睡眠质量，降低人的免疫力，使人的精神状态不佳，以至于很多人怀疑自己得了抑郁症，然而并非只能这么简单理解。

抑郁情绪和抑郁症是人们容易混淆的概念。

抑郁情绪是每个人都会存在的一种常见的情绪反应，当个体遭遇挫折、失败、生离死别、意外事故等消极事件时，会出现负面情绪。抑郁情绪是一种抑郁感觉，总是和各种挫折相伴，是一种正常情绪，来得快去得也快，是可以借助自身和外部力量摆脱掉的。很多人在危机期间遇到一些困境会产生抑郁情绪，经过自行调整或是困境解除，即可自行缓解，恢复正常。

抑郁情绪不等于抑郁症，抑郁症的病因目前尚不明确，且能长时间对人造成影响。抑郁症是一种常见的精神疾病，以情绪低落、思维迟缓、意志活动减退和躯体症状为典型症状。抑郁症需要规范的治疗，并非通过劝说和鼓励就能缓解。

抑郁症的确诊需要从五个维度来确认。

心理维度：这个比较好理解，就是常说的不开心、郁闷、烦躁、悲观。这些情绪，虽然不等同于抑郁症，可它是抑郁症滋生的土壤。

认知维度：蔚蓝的天空，在抑郁症患者的眼中，立刻过滤掉鲜艳的颜色，全部变成灰色的、阴暗的，让人很压抑。耳朵并没有听到任何声音，可大脑却有了知觉。"你怎么不去死啊""你活着有什么用"，注意力从正面全部转移到了负面，容易抑郁的人总用好似抑郁过滤器的东西来理解和加工信息，总是用最可能导致抑郁的方式来解释周围世界，长此以往，抑郁也就会出现。

生理维度：抑郁症患者在生理上最突出的表现是顽固性睡眠障碍，约有98%的抑郁症患者饱受睡眠障碍的折磨，包括失眠、入睡困难、早醒、睡眠节律紊乱、睡眠质量差等。试想一下，你已经累到不行了，大脑却像失控一样，不断回放着那些曾经让你后悔莫及的画面，让你整夜难眠是何等的痛苦。

行为维度：在患者的精力、思维能力都被抑郁症"偷走"以后，身体就像一台生锈的机器，没有了动力，没有了价值感，对任何事失去兴趣，愉快感消失。抑郁症患者身体功能差，丧失劳动力，是非抑郁症患者的五倍，在抑郁症患者中，有一半以上的患者完全丧失了工作和生活能力，不能工作，不能完成家务。

时间维度：以上四个维度对自身困扰达两周以上且不是由器质性疾病、精神活性物质等导致。

抑郁症患者没有所谓的"模样"，很多平时性格开朗，经常微笑的人，内心可能充满绝望。抑郁症其实离我们很近，他（她）们并不是抗压能力差、并不是矫情、娇气、更不是懒散，他们正遭受着巨大的痛苦和煎熬。外界的冷嘲热讽可能让他们的病情雪上加霜，与抑郁症对抗，抑郁症患者需要的是身边人的理解与倾听，包容与关爱。

有研究表明，抑郁症正在成为仅次于癌症的"杀手"，全球约有 3.5 亿人患有抑郁症。如果没有及时得到有效的干预和治疗，患者常会因痛苦绝望而产生轻生的念头和行为，会给家人和身边人带来莫大的伤害。当情绪低落、兴趣减低、精力减少、社交受到影响，这些症状持续两周以上并常常自责自罪、满面愁容、自我否定且伴随食欲不佳、睡眠障碍等，我们需要警惕有可能是抑郁症的表现，建议及时就医。很多人不愿意承认自己有抑郁症，从而错失宝贵的治疗时机，抑郁症患者中约 80% 没有接受规范治疗，该病就诊率、知识普及率都有待改善。抑郁症并非不治之症，谨遵医嘱用药，不擅自停药换药，培养兴趣爱好，积极寻求心理帮助，这些方法都有助于治愈抑郁症。

（三）无力感，无助感

从哲学的观点来看，无力感是主观与客观的矛盾，我们常常想要达成一些主观的意志，但由于自己的身份、能力、社会地位等各种因素的影响，即使积极行动也未能达到预定的目标，此时我们心中往往会感到无力。当我们将内在能量的掌控权交给了外界的人或事，此时我们在与外界的关系建立时呈现一种失控的状态，这个状态也会让我们有无力感。

后天无助感一词来源于心理学家马丁·塞利格曼（Martin E.P. Seligman）在 20 世纪 60 年代的一次试验。结果不可控的认知会使人觉得自己对外部事件无能为力或感到无所适从，自己的反应无效，前景无望，即使努力也不可能取得成果，也就是说对结果不可控认知和期待会使人产生无助感。

突发公共卫生事件初期，无力感往往是助人者（医务工作者、社区防控工作者等）的普遍情绪，很多医务工作者在平时的工作中早已看惯生死，但每天通过各种渠道都真切地感受到鲜活生命的逝去，这些人间悲剧触目惊心，连驰援的战士们在面对镜头时也悲伤不已，深感无力。即使在医疗一线，防护物资也一度短缺，我们发现事实上自己不但无法冲到前线去救人，对着那些急切的呼救几乎什么都做不了的时候，我们就陷入了深深的无力和自责之中。而无助感常来自身处水深火热中的普通民众，面对突发的公共卫生事件，民众在各个信息渠道看到患者或者患病家属的求助信息，人们都有想要去做点什么的愿望，但是，又没有什么切实可行的办法，也不知道该怎样才能帮助到他们。

无力感的来源非常多，无力感集中表现为医疗资源的短缺、对外交通受限、物质资源的缺乏等，而这些因素在短时间内所形成的障碍，人们没有资源可以去应对去解决，也不知道该向何方去寻求资源，所以形成的无力感非常强，有人甚至会做出一些过激行为。

宾夕法尼亚州立大学著名的心理学家马丁·塞利格曼（Martin E.P. Seligman）教授，把这类状态称为"习得性无助感"，所有的无力感都是习得的，不是一种先天的自然的反应，它是我们自己在生活中、在经验中慢慢产生的一种乏力的感觉，好像什么都做不了，做什么都没有用，无力感就这样呈现了。我们甚至开始怀疑手头在做的事情没有价值、没有帮助，感到悲伤和自责。

很多患者或家庭在接受治疗的初期认为自己无法战胜病毒，产生了不良后果的预期，认为自己没有办法活下来从而对周围事物失去了支配的能力，他们只能无奈地接受周围发生的一切，无助感感受强烈。这种无助，可以理解为他们认定无法克服困难，不能面对无法改变的境遇，不能积极抵制痛苦，而是处于被动状态，不做任何尝试去改变自己的命运，他们的反应是无可奈何、无比沮丧，深深陷入无法自拔的灰暗之中。

值得关注的是，危机中人们面对的是前所未有的海量信息，来不及判断和消化。过载的信息不仅会带来个体的分裂感，还会削弱个体力量。网络媒体带来的海量信息量与人们现实可行性之间的反差也是导致个体的无力无助感的重要原因。我们应该通过官方的、正式权威的渠道去全面了解相关信息，对病毒的严重性、传的可能性、防护方法等有一个比较清晰的了解和掌握，这些都有助于心理和情绪的稳定。

（四）愤怒

愤怒是一种常见的情绪反应，是指当愿望不能实现或为达到目的的行动受到挫折或阻碍时，引起的一种紧张而不愉快的情绪。愤怒情绪是个体对他人行为的消极归因和非合理评价性认知，在众多的情绪之中，最不容易控制的情绪就是愤怒。

尽管愤怒是人类自然的情感之一，人们仍然会对愤怒持有相当负面的评价，特别是对愤怒可能带来的具有破坏力的负性效果表示惋惜。在日常交流中，愤怒可能影响理性交流，甚至往往会让交流达不到期望的效果，最终使得关系破裂。而在公共领域，愤怒可能在最初能够动员人们去关注和参与某些事件，但愤怒的表达同样会因为引发反效果而遭受来自各方的批评，愤怒特别容易影响我们参与理性讨论的能力，使得正常化的沟通商议难以进行。

著名哲学家玛莎·努斯鲍姆（Martha Nussbaum）曾提出：愤怒使人感到受伤和无助，因此愤怒常伴随着报复的欲望。在愤怒的情境中，人们没办法弄明白：对方凭什么可以伤害我？我们要么希望对方承受同等的痛苦，要么希望打击对方，希望以此在自己内心重获同等的地位，而不再是受害者。愤怒所带来的报复欲望，实际是不愿意接受自己脆弱所带来的非理性追求，对于解决问题毫无意义，甚至使真正的问题被掩盖。适得其反的愤怒是不恰当的，应当被放弃和超越。

愤怒会激发自身的心理防御，从而导致出现敌对情绪和行为反应，同时也容易激发对方的心理防御，让对方也出现敌对情绪和敌对行为。愤怒的背后是对秩序的期待，是增强自我控制感、进行自我防卫的自然反应。愤怒从某种角度也在表达人们的需求，有些人愤怒是要求改善自身不公平的处境，有些人愤怒则是为了得到认可和道歉。有时群体愤怒情绪，可能成为网络暴力的温床，甚至被有心煽动者所利用。愤怒的情绪可以降低个体对危险的感知，这也就是为什么在紧急情况和灾难时，人们总是容易愤怒。相对的，恐惧感却会使人们对于危险的感知更加强烈。当前关于愤怒对创伤后应激障碍的发展和维持的影响的假设包括其作为动员情绪的功能，以阻止处理更脆弱的情绪，例如，恐惧、焦虑和丧失。在灾难之后，尤其在自然灾害之后，愤怒无论在个人表达还是群体性表达的层级都非常突出。有一项研究，调查了愤怒与创伤后应激障碍之间的关系，得出一个重要发现：愤怒可能是创伤后反应的主要特征之一。

（五）疑病心理

人们对病毒的认知最开始是从新闻、政府权威发布的消息等途径而来。尽管从理智上我们知道在生活中做到正常防护可以有效抵御病毒。身处公共卫生事件中的人们也许在某个时刻都曾对自己是否感染心存怀疑，部分人会更容易接收到负面消息的消极暗示，过分关注身体上的微妙变化，只要外出回来有个头疼脑热就疑神疑鬼。有些人过分担心自己被病毒感染，反复测量体温，如有体温稍微升高、偶尔咳嗽几声、头痛头晕、困倦等不适就怀疑自己被感染了，越是对比网上的症状就越觉得像，精神越是紧张，随之而来的躯体不适感就越被放大，对自我就产生了强烈的心理暗示："我感到疲乏无力，我发烧了""我呼吸急促，肯定被感染了"，陷入"疑病—焦虑—躯体不适—焦虑加剧"的恶性循环中。如果长期处于疑病恐惧和焦虑状态中也会导致机体免疫力下降而引发疾病。有些人原本就觉得身体有很多病痛，看遍医师都找不到原因，最近可能会因一点感冒或有点咳嗽，但对就医又有犹豫，最终更增焦虑不安。

关于疑病心理，这里需要区分三个概念：

首先是疑病性的烦恼：对自己身体的健康状况，或假想的"严重疾病"而感到烦恼。人们对自己身体的健康状况焦虑不安的严重程度与其实际健康状况不相符，大多产生于长期过度紧张、疲劳或挫折之后，在不断和自己内心和身边的人确认及倾诉后可逐渐消退，短期内可摆脱困境并取得心理平衡。

其次是疑病症：疑病症是疑病性神经官能症的简称，是以患者过分关注自己的身体健康，担心某些器官患有其想象的难以治愈的疾病为特征的神经官能症。它的表现主要为对自己的身体特别关注，深信自己患了某种躯体或精神疾病，经常诉说某些不适，但与实际健康情况并不符合。患者常将一般人并不注意的活动，如心跳、肠管蠕动等，或对身体某处的一点不舒适的感觉，如轻微疼痛、酸胀等都有很高的觉察力，并对鼻腔分泌物、粪便带黏液、淋巴结肿大、咳嗽等特别关注，并由此推断自己有病。虽然经医学反复检查为阴性，医生也给出无病解释，均不能消除其固有的成见。疑病症的病因与心理因素刺激有关，因为患者自感症状很重，但各项检查均正常，常让患者深陷抑郁焦虑无法自拔，从而影响了正常的生活工作，严重的可导致自杀。如果确诊为疑病症，要积极寻求专业心理治疗及抗焦虑或抗抑郁药物治疗，缓解伴发的焦虑和抑郁情绪。

最后是疑病观念：疑病观念常见于老年人。进入老年期，人体各个器官的功能都明显衰退，其中也包括大脑功能衰退，这是疑病观念出现的生物学基础。而从心理社会因素来看，老人意识到自己已经走到了生命的尽头，离死亡越来越近，于是就容易对死亡感到恐惧焦虑，格外关注身体的细微变化。有的人甚至一感到某部位有异样，就害怕发生癌变，于是容易造成思虑过重，尽管根据并不充分。他们总认为自己患了严重疾病，甚至是不治之症，不接受医生的解释，不相信医生的诊断，从而整天焦虑不安，情绪忧郁。

（六）紧张恐惧

很多时候，由于信息获取片面，紧张恐惧的情绪很多时候也来自想象层面，主要是对自己可能发病、确诊、病重、死亡的一种恐惧和担心，甚至产生惶惶不可终日、焦虑不安的症状。在等待观察的时间内，自己难以掌控形势，从而产生一种无能为力的感觉，有些人会变得愤怒、暴躁、情绪激动，以至于做出一些过激行为。

（七）孤独

孤独在心理学上的定义为：主观自觉地和他人或整个社会隔离的一种感觉和体验，它是主观而非客观，它是一种情感和认知层面的体验，是受人格、历史及环境变化影响的主观体验。一段时间内的孤独是对人有益的，它能让人更加冷静客观地思考问题，能更清晰有条理地去看待问题和解决问题。但如果长期处于孤独感中，就容易使自己与整个社会隔离，从而导致心理问题。

孤独主要分为两种：反应性孤独和本质性孤独。反应性孤独具有偶然性，通常由失去重要的人或事物或周围环境的骤变造成，如搬到陌生的城市、与亲人分离或是突如其来的变故等。本质性孤独存在于个人的性格中，通常与婴儿期或童年的经历有关，必须经过长期且专业的心理治疗才能得到治愈。

2020年发表在《柳叶刀》上的一项研究发现，与他人缺乏接触而导致的社会脱节，会使人产生孤独感，进而导致抑郁状态和焦虑情绪。有时候可能你周围有许多人，但你仍然感到孤独，孤独会导致或促成一系列健康问题，会增加人们患心脏病、肥胖、抑郁症，甚至产生自杀倾向的风险，在某种情况下，与孤独感相关的风险超过每天抽一包烟的风险。情绪低落、认知功能下降、睡眠不足、压力和体重增加等亚健康状态与孤独感密切相关。解决孤独最好的方法是与他人共度时光，但显然在危机之下很难实现。还有一些其他的方法来对抗孤独，尽可能让自己有目标地过上积极的生活，包括制订周密计划、锻炼身体以及各种形式的社交互动，多和朋友打电话视频连线，确信自己有能力采取行动来对抗孤独。

三、重大公共卫生事件中的情绪与行为

（一）团购囤积

社区团购的本质是一种分享经济，很快被居民接纳并成为生活物资购买的首选途径。

抢购团购不参与一下会让部分人觉得少了点见证历史、亲历历史的仪式感或参与感，内心甚至会有点失落和焦虑。事实上，抢购团购这种从众行为呈现了人们对获得控制感、认同感、归属感和安全感的需要。

囤积本是一种适应性行为，包括人类在内的很多物种，都懂得囤积食物来应对严酷的自然环境。人类在漫长的发展过程中，长期处于生存物资短缺的境地，因而对占有、囤积的心理需求往往比对清理、排除的心理需求动力更加烈。因此，占有、囤积物资成了人的本能，在人类发展的过程中逐渐演化成了一种内在心理防御机制（趋利）。

（二）强迫观念和行为

门诊中发现，许多强迫症患者出现病情波动，尤其以怕脏、反复的清洁行为如洗手等为主要症状。患者不仅情绪上变得紧张恐惧、惶惶不安，行为上也出现了新的症状，如不停地收集确诊患者的各类信息，反复回忆自己的经历、不断地确认是否有和患者接触过，大量囤积酒精和口罩。患者原本的清洁行为也明显加重，反复洗手、清洁自身，部分患者要求家人也参与到强迫行为中，因此，发生矛盾冲突，给家庭关系造成不良影响。

我们会担心门没锁好，要去检查一下，觉得手洗得不够干净，要多洗几遍。对很多人来讲，这只是生活的小插曲，检查好了也就安心了。这种适度的担心所起到的作用是积极的，它能促使我们把事情做得更完善、更稳妥，但一遍遍的重复，以至于陷入其中无法自制，影响到正常的生活和学习，那就有问题了。很多人身上其实都有强迫症状，如果强迫观念或行为在你身上偶尔出现，并没有引发心理冲突或焦虑，那还属于正常范围，只有当一个人的强迫观念或行为（或两者都有）反复出现，至少连续三个月，且强迫症状源于患者内心，而非外界强加，使患者感到痛苦，又不能抵抗时才可诊断为强迫症。

强迫症是焦虑障碍的一种类型，是一组以强迫思维和强迫行为为主要临床表现的精神疾病，强迫思维是指反复出现在脑海里的某些想法、冲动、情绪等；强迫行为是指重复行为如反复洗手、检查等，或精神活动如计数、反复默诵字词等。有强迫症的患者常是强迫和反强迫并存，一些毫无意义、甚至违背自己意愿的想法或冲动反反复复侵入他们的日常生活。患者虽体验到这些想法或冲动是来源于自身，极力抵抗，但始终无法控制，二者强烈的冲突使其感到巨大的焦虑和痛苦，影响学习工作、人际交往甚至生活起居。最常见的强迫行为是强迫检查和强迫清洗。患者能认识到这些是没有现实意义的、不必要的，很想摆脱但又摆脱不了，因而十分苦恼。

面对突发公共卫生事件，整个社会都处在紧张的氛围中，这段时期情绪和强迫症状的变化，也是比较常见的。不要因此责怪自己，允许自己有这样的情绪反应。家人面对患者的强迫症状变化也要多给予理解和接纳。最重要的一点是，要尽量帮助他们维持已有的药物治疗和心理治疗。强迫症作为一种心理疾病，其发生的心理机制非常复杂，在心理治疗中，治疗师通过和患者建立良好的医患关系，倾听患者，帮助其发现并分析内心的矛盾冲突，逐步推动患者解决问题并适应环境。

（三）情绪化暴饮暴食

心理学家朵琳·芙秋（Doreen Virtue）在《食物与情绪：食欲背后的心理学》中指出，我们渴望吃的每一种食物，都对应着一种需要被关注的特定情绪和问题。人们都不愿意面对不舒服的感觉，也常拒绝承认自己强烈的负面情绪，被否认的压抑情绪会以很多令人不愉快的方式表现出来，包括对食物的渴望、躯体疼痛或疾病，抑郁焦虑或睡眠问题等。人们通常想通过食物来减少生活中的痛苦，因为食物可以让人们在短时间内情绪冷静，甚至麻木，而这种感觉会导致暴饮暴食行为在将来重复。

暴饮暴食通常与四种情绪有关：害怕（fear）、愤怒（anger）、紧张（tension）和羞愧（shame）。这4个单词的英文首字母恰好组合成脂肪一词（fats）。害怕是这几种情绪的主干，愤怒、紧张和羞愧都是害怕的枝丫，我们感到害怕是因为没有安全感，害怕被抛弃，害怕自己失去存在的意义，害怕生活失去控制，害怕不能拥有美好的亲密关系。我们感到愤怒是因为害怕失去重要的爱或失去对我们而言有价值的东西，有时对不公正的处境和自己也感到愤怒。我们感到紧张是因为害怕生活偏离了正常的轨道再也回不来。我们羞愧的是对自己的能力缺乏信心，害怕自己没有足够的能力做好应该做的事情。

我们渐渐发现，肠胃是我们情绪的核心，情绪才是暴饮暴食的主要诱因。虽然面对负面情绪是一件令人不愉快的事，但是，压抑负面情绪会令人更加不舒服，来自生活环境或家庭关系的压力有时使我们很难保持平和的心态，但选择是现在还是将来处理自己的情绪问题是最重要的。也许在情绪得到缓解之后，暴饮暴食的冲动会逐渐降低甚至消失。

（四）攻击行为

攻击的概念最先是由弗洛伊德（Sigmund Freud）提出的，他认为攻击是人的一种本能，即死的本能。这是一种无意识的本能冲动，在危机期间攻击行为的意义不在于得到快感，而在于解除痛苦。个体试图通过这类行为使自己从焦虑、抑郁和其他内心痛苦中解脱出来，以获得轻松感。虽然攻击行为会给将来造成破坏性后果（如法律制裁等），但因为它能临时解决问题，所以个体往往不顾一切，饮鸩止渴。除此之外还有社会学习的因素，某些不良行为经由社会的关注使得这种攻击行为被强化，而引发模仿。

挫折—攻击理论认为，攻击行为的发生必先有挫折，当人的一个动机、行为遭到挫折后，就会产生攻击和侵犯性反应，从而引起犯罪。挫折—攻击理论是最早对攻击行为进行解释的心理学理论之一。此理论主要由多拉尔德（Daulard）、梅尔（Mel）、米勒（Miller）等人提出。由危机引发的应激状态下，人们很容易体验到无助感、愤怒感和冲动感，觉得自己必须要执行正义、去积极行动。在情绪之下，人常鲁莽做事，不免会给之后的自己带来一些困扰。在危机中，部分人冲动的性格特征也被加倍放大，他们往往不考虑以后的惩罚，不计得失，出现残暴而不计后果的攻击行为。这是因为，挫折使人的情绪显著激昂。这时的攻击行为是刻板的、固定的，甚至是无目的的。

网络暴力搜索、攻击言论与暴力攻击行为同样具有杀伤力，也让身处其间的人们瞬间成为众矢之的，万箭穿心。

（五）睡眠问题

"睡眠是最后一道防线"，这是医学界的共识，很多中外研究者的科学研究证明，睡眠质量直接影响着人们的免疫力。2019年3月，德国的一项最新研究发表在《实验医学杂志》上，研究揭示：睡眠有助于提升免疫力。必要的睡眠时间是机体宿主免疫反应的重要组成部分。短期失眠是人们在面对外界压力和应激性事件时常常出现的正常现象，多数在事件过后可恢复正常，因而不必过度担忧。

在危机期间，有三类人易出现睡眠障碍。

一类是一线医护人员及各级防控工作者，他们常常睡眠不足，睡眠条件有限；第二类是患者，疾病带来的身体不适会令焦虑紧张情绪弥漫；第三类是普通民众中的睡眠障碍者。其中康复期患者的睡眠问题是不容忽视的。病毒感染康复期患者一方面由疾病本身带来的呼吸、躯体功能障碍、日常生活活动能力下降而引起焦虑、恐惧，甚至愤怒心理；另一方面由于长时间的住院及隔离导致无法实现正常人际交往及无法恢复工作等，引起抑郁、低落情绪，影响睡眠质量。患者在做好心理康复干预的同时，还需进行合理的睡眠卫生干预。另外，绝大多数人因焦虑不安的情绪，会开始失眠或失眠情况加重，尤其是中老年人。据调查，50岁以上的失眠者占总失眠人数的40%，60岁至90岁人群慢性失眠率竟高达90%。一部分人在短期失眠出现后，不能进行正确应对，发展出一些不良的观念和行为习惯，进而转化为慢性失眠。在危机时期，缓解恐惧和培养健康的睡眠卫生习惯是维持良好睡眠的根本。

同时，医务工作者向大众普及睡眠及药物知识，确保大众在专业精神科医生指导下合理安全地用药十分有必要。

（六）新技能的获得

美食可以抚慰我们受伤的心灵，具有改变我们情绪的属性。厨房留住的不仅仅是一家人的胃，更是一家人的共渡难关的心。回到厨房研究美食也让很多人找回了失控的生活，通过对烹饪锲而不舍地追求，终于获得了满满的成就感，和亲朋好友也有了更多的话题和情感联结。很多人在危机时期动手制作简易花盆，利用马铃薯、萝卜、葱苗、花生、绿豆、吃剩的果核撒下一些种子，期待它们发芽成长，最终成为厨房最亮丽的园艺风景。

重大公共卫生事件既是危险，也是机遇。无论个体、家庭、国家，还是整个人类，每遇到一次危机，都是一次挑战，同时也是一次成长的机会。

四、情绪问题躯体化

20 世纪中叶，一项针对耶鲁大学门诊部的研究论文显示，到医院就诊的病人中有 76% 患有情绪性疾病。他们会以攻击自己身体器官的方式来消化自己的情绪。最常见的躯体化表现为：头昏、头痛、耳鸣、乏力、睡眠障碍、胸闷、心慌、慢性疼痛、溃疡、腹胀腹泻、咽喉梗阻、厌食、尿频等，患者就诊时往往以丰富、生动、多变的躯体症状为主诉，但其躯体症状与相应的医学检查不符，对症治疗效果往往不佳，患者长时间处在压抑、焦虑、痛苦的情绪中时，容易引发免疫功能减弱，患癌概率成倍增加……更严重的还可能使人产生精神病变，无法积极地应对未来生活。

研究人员对武汉市精神卫生中心"心心语"热线进行了统计，发现在公共卫生事件中，躯体化和焦虑症状、睡眠障碍、抑郁症状，是人们最容易出现的心理问题。有时，一个人本来有情绪问题，但却没有以心理症状表现出来，而转换为各种躯体症状，如口腔溃疡、腹胀腹泻、头痛心悸等，这种以躯体症状表现出来的身心反应称为躯体化。如果将人比作一台特殊的机器，那么情绪就是这台机器的发动机。发动机出了问题，其他各个部位都会出现相应的连锁反应，最常见的就是情绪的躯体化。比如，我们常说的"气得我胃疼！""我心慌，心跳到了嗓子眼！""我的腰直不起来"。我们的胃、心脏、腰身没有问题，但为什么会出现上述不适呢，是不良情绪在作怪，也就是"发动机"出现了问题，这也就是我们常说的不能头痛医头，脚疼医脚，而要治"根"！

情绪大体上通过自主神经和内分泌系统对人体产生生理上的影响。情绪性肌肉紧张会引起后颈、胃、结肠、头皮、血管和骨骼肌的疼痛，会造成类似溃疡的剧痛、胆结石的绞痛、常见的头痛、偏头痛，让你不得不去做一大堆临床检查。另一种情绪性后果是引起皮肤疾病，很多疾病，包括皮肤病，都会由于消极情绪而恶化。我们通常所说的"胀气"现象事实上有时就是消化道中的情绪性肌肉痉挛。呃逆绝大多数时候是胃部的情绪性肌肉反应。胃肠道也是情绪性疾病的一个常发地。

很多有情绪困扰的人们在经历过危机后来就诊时会有大量躯体主诉，如头痛头晕、胸闷气短、出汗、发冷发热，甚至腹泻等，反复于内科检查均无异常，但为此痛苦甚至轻生。绝大多数患者的这些情况都是情绪所致躯体焦虑，且多伴有抑郁，如情绪低落、胡思乱想、委屈、自责、无兴趣、唉声叹气等不愉快体验，只是患者把注意力集中在了身体的不舒服上。建议寻求精神科专科就诊，经过专业的治疗就能显著改善这些困扰，使生活重现阳光。

临床上也要区分身心疾病和心身疾病这两种性质不同的病症，身心疾病是身体疾病在前，因为身体疾病而引发心理行为上的改变，例如，车祸导致身体残疾，心灵受到重创，对现实生活失去希望而导致抑郁或消极行为。这种严重的抑郁是因为身体疾患而引起，需要积极治疗原发病。心身疾病是心理情绪问题在前，因为心理问题长期得不到解决，逐渐以躯体疾病的形式表现出来，也称作"躯体化"，例如，前面提到的门诊中艾玲的后颈部疼痛，需要进行心理疏导和治疗。

躯体化症状是一种退行性行为，当人们遇到焦虑、恐惧时，个体会形成原始的躯体反应模式。这些躯体反应大多源于个体在婴幼儿时期的焦虑恐惧、紧张不安以及需要，如果长期没有得到理解和满足，那么躯体的不适和糟糕的感受会积存下来，虽然随着他长大后语言得到发育，但那种前语言期的感受也只能永远留存在潜意识里。当他再次遇到挫折和压力的时候，早年潜抑下来的身体语言就会被激活重现，儿童前语言期的躯体不适感和幻想，就会通过躯体反应重现，常常也会伴发焦虑和疑病。躯体化症状也是潜意识愿望被压抑的产物，躯体化形成可看作是一种潜意识过程，可以帮助人们达到抑制潜意识的心理目的。还有一部分患者发明大量的躯体化症状，以达到继发性获益，通过症状避免指责和批评、免除某种责任和义务、寻求别人的注意和同情等，所以躯体化成为患者对付心理、社会各方面困难处境及满足自身需要的一种应对方式。

五、情绪的调节与治疗

（一）分辨你的原生情绪和衍生情绪

情绪是你身体内部信号的晴雨表，它告诉你身上正在发生什么，你是什么状态。简单来说，当有好事发生时，你会感觉阳光灿烂、心情愉悦，但当坏事发生在你身上时，你会感觉阴云密布、烦恼苦闷。很多情况下，情绪就像是一个不断更新的新闻中心，播报着你正在做的和正在经历的事情。

这里我们需要弄明白原生情绪和衍生情绪。你对所发生事情的第一反应称为原生情绪，这些强烈的情绪可能没有经过对所发生事情的思考而迅速出现。

在经历了最初的原生情绪之后，有可能会经历衍生情绪，他们是对你原生情绪的情绪化反应，或者换句话说，衍生情绪是对你感受的感受。举个简单的例子，社区工作者简女士回家看见儿子在玩手机游戏很生气，对儿子大喊大叫，但没过一会儿，简女士就对此感到很内疚。生气是简女士的原生情绪，而内疚则是她的衍生情绪。不过，单一的原生情绪有可能会引起多种衍生情绪，这里有一个更复杂的例子，复工后的康小姐变得有些忧虑，因为休假两个月，刚一回到工作中就被老总要求做一场报告，随着日子的临近，想到自己如此忧虑，她变得压抑起来，然后她为自己连一个简单的报告都畏首畏尾，而认为自己很没用。结果在报告结束后，她又为自己如此小题大做而感到很内疚。可以看到康小姐的情绪在短时间内变得非常复杂，忧虑是康小姐的原生情绪，而压抑感、无用感和内疚感都是由忧虑引起的衍生情绪。

原生情绪有可能会无休止地引发一系列痛苦的衍生情绪，从而造成比最初的情绪大得多的伤害，因此在令人痛苦的情况下，对最初的原生情绪作出准确分辨是非常重要的，这样你才能在衍生情绪淹没你之前，学会应对这种感觉，而这正是后面我们要谈到的情绪调节技巧发挥作用的地方。人们通常只会选择使他们遭受更多的痛苦的方式来应对原生和衍生情绪，在康小姐的例子中不难想象，她会牺牲原有平静规律的生活，回避快乐活动来对付忧虑的感觉，用远离人群或是乱发脾气来对付压抑的感觉，或是暴饮暴食来对付内疚的感觉，这些都是人们在面对压迫性情绪时经常使用的自毁式应对策略，因此只有学会调节情绪，才能以一种全新的方式应对痛苦，以更健康的方式应对你的原生情绪和衍生情绪。值得一提的是，也许你曾花很长时间处理那些压迫性的情绪，在控制自己的原生情绪反应时，可能也会感到挫败或是绝望。但请记住，你仍然有希望学会如何控制自己的衍生情绪反应，也可以选择正确的方式来对待自己的情绪。

（二）情绪调节技巧

1. 正念技巧

正念是指意识到当前自己的思想情绪、生理知觉和行为的能力，其前提是不评判指责自己和自己的体验。研究表明，正念技巧对于以下治疗有用：减轻焦虑症状，减少暴食量，减少重度抑郁症发作的概率，增加痛苦承受能力，提高放松的程度，丰富处理困境的技巧等。

突发公共卫生事件是外在大的风暴，我们的情绪是小的风暴。面对复杂、未知的情况，我们的情绪难免不被扰动，我们常会陷入迷茫、焦虑、惊慌、愤怒和恐惧，让我们不自觉地被风暴带走。在任何时候，试着留意眼前正在发生的事可以帮助你回到自己的中心。人们常说"活在当下"但能做到并不容易。很多时候，人们并不习惯在某一时刻同时关注思考、感知、觉察以及手头上正在做着的事情。

值得注意的是，正念确实有多种功效，它是科学的，我们在下文中谈到的正念、正念呼吸练习更多的是帮助人们关注短期和即时的放松效果，属于情绪调节技巧。正念并不是去追求或创造放松的感觉，无论是放松减压、还是缓解其他焦虑和抑郁，充分理解正念的原理，才是恰当应用的保障。

现在我们不用太刻意，只是顺着下面的文字来感受一下正念。

你此时此刻正在做什么呢，你也许正坐在某处读着这本书，此时此刻，你也正在呼吸，感受着茶水的温度与清香，也可以听见周围的声响，体会到书的触感。与此同时，你也能感觉你的身体与椅子之间的贴合，甚至正想着其他的事。还有可能，你正意识到自己平静的、悲伤的、愉悦的或者疲累的身心状态，甚至你也许注意到自己的生理现象，如随着一呼一吸，胸廓的起伏变化或者还有心脏的搏动。也许你甚至还下意识地做着一些事，比如，哼歌、抖腿或拨弄头发……如果你用心去留意，还会觉察到很多事情都在自然而然地发生，但此时，你只是在阅读着这本书。

以上是对正念简单的概念性描述。接下来，在你读完这个句子的那一刻，你开始读的那个时刻过去了，眼前的一切一瞬间不同了。事实上，你体内的细胞也在不停地代谢和更新，从生理上讲，你这个人都不同了。同样重要的是，你的思想、感情、知觉和行为在每一种情况下也不完全一样，也有差异。为了充分意识到你眼前发生或正在做的事情，你有必要在不埋怨不指责自己、环境和他人的情况下这样做，这是一个全盘接受的概念，意味着不带评判地容忍某事或者努力改变它，这是一种平衡。当你以评判的心态去体会自己的感受和他人言行的时候，就无法专心于正在发生的事，生活中很多人会花大量的时间担心过去犯过的错和将来可能犯的错，但当他们这样做的时候，注意力就不在此时此地，他们的思想飘到了狭窄的通道，他们常常活在痛苦的过去和将来，日子也过得异常艰难。

没有人会一直百分之百地注意周围的事，学会留心每一个当前时刻，学会留意并体验你生活中每一个时刻的变化，试着让正念融入生活日常。当你越学会做个有心人，你对生活的掌控力就越强。

2. STOP 练习

你是否在复工后感到各种焦虑，各种烦恼？你是否在忙碌的生活节奏里感觉失去了自己，一天之中情绪起起伏伏，甚至对日常生活造成困扰，给自己身边的人也带来了不良影响甚至伤害？在心理治疗中有一种 STOP 练习，这是运用正念来减少压力和焦虑的非正式方法，简短但有效，特别适合日常生活中来摆脱不良情绪。学会停下来是一种非常重要的能力，它能帮助我们在作出习惯性反应之前的瞬间制造出更多空间。花几分钟暂时停下来，深呼吸，并观察发生了什么——包括你自己的思想、情感和感觉，让自己可以重新与你的体验建立连接，然后继续做手头的事情，你会发现更有效率。

（1）S = Stop。即停下手里的工作，停止让人感觉不适的事情，找到一个舒适的姿势，坐着或者躺着都可以。

（2）T = Take a few breaths。来几次缓慢而深长的呼吸。可以先用鼻子吸气，再通过口来呼气。随着每一次的呼气，感受身体开始放松，变得柔和。无需太用力，保持自然呼吸节律即可。吸气时，感受到空气进入身体；呼气时，感受到空气离开身体。需要去觉察吸入的气体和呼出的气体，经过鼻腔时速度及温度的细微差别。此刻，你只需要与你呼吸共处，集中注意力继续呼吸直到让身体找到适合自己的呼吸节奏。

（3）O = Observe。待做完深呼吸之后，便可以去觉察此刻自身脑子里会出现哪些令人不适的想法，感知内心的想法。觉察此刻身体上、精神上、情绪上的各种体验。通过此层面捕捉到自身情绪的波动，自我察觉究竟是什么扰乱了自我。

先观察自己的身体，看看有没有紧张或收紧的地方，如果你觉得合适，也可以试着为这些感觉命名：可能是紧张、疼痛、酸疼、麻木、冰凉，又或者是温暖、舒适、通畅，让这些身体部位放松，或者正念地对身体姿势作出适合的调整。

接下来，带着觉知去观察你的情绪状态。也许你察觉到一种安稳或自在的感觉，或者是某种焦躁，甚至是感到忧伤，又或者你此刻的感觉是中性的。无论觉察到什么感觉或情绪，都没有好坏，没有对错，也不必去审判。只需要带着觉知，去留意此刻的情绪在身体的什么部位体现出来，仔细地探索这个感觉的品质、温度、密度、范围，甚至是颜色。此刻，继续观察你身体和情绪的感受，顺其自然。

最后过渡到觉察你的心，可能它是零乱或被干扰的，又可能它是非常安定的。无论如何，都没有问题。观察能够在身体上、情绪上、思维上为此刻带来觉知。如果你留意到很多杂念，这也是正常的。轻轻地把注意力带回当下，当你觉察到杂念的那一刻，其实也是你觉醒于当下的一刻。

（4）P=Proceed，即继续做正在做的事情。有三个问题值得我们重新思考：此时此刻我最需要什么？什么对我来说是最重要的？我正在做什么？

最后在结束时，也要记得感恩自己能够停下来，花时间进入这个练习中。

STOP练习，虽然看起来简单，但是，在日常生活中对于调节自身情绪却非常实用。在进行这个练习时也是在进行自我关怀。每个人都能成为一个管理自己情绪的积极参与者，都可以以更平衡和宁静的方式体验自身当下的潜能。

3. 呼吸练习

呼吸对人们来说是一件司空见惯的小事，正常情况下，我们不会将注意力放在呼吸上，但是，当我们有意识地去觉察它时，它会随着我们的情绪想法和身体动作的变化而变化，因此正念呼吸训练有利于个体了解自身的念头和想法，从而能够有效进行调节。正念呼吸是一种需要练习的技巧，只要你愿意，正念呼吸可以伴随你生活的方方面面。当你被某些思想杂念和情绪分心的时候，最简单而有效的解决办法，就是将你的注意力放在呼吸的起落上，这样的呼吸会更深沉更完整，可以帮助你放松。

在进行正念呼吸时，第一，要数你的呼吸，这将帮你集中注意力，当有杂念干扰时，心绪能平静下来。第二，你要觉察呼吸时的生理体验，也就是在吸气和呼气时观察胸廓的起伏。第三，你要注意呼吸时冒出的干扰和杂念，允许它们的发生和存在，不要被它们困住，温柔地把注意力集中到呼吸上，并进一步平静下来。

下面会呈现一段指导语，在做正念呼吸练习时，首先阅读一下这段指导语，或用缓慢平稳的声音把它录音下来以便熟习这种体验，然后在计时器上设置时间，一边听一边练，第一次可进行 5 分钟的练习，当你习惯了用这种技巧放松，可以把计时器的时间设置得更长一点，比如，10 或 15 分钟，运用这种新的呼吸方式，感受一下自己的感觉。

❤ 指导语 〰〰〰〰〰〰〰〰〰〰〰〰〰〰〰〰〰

首先，确保在你设置的时间内不会被打扰。移除一切干扰声音的来源。在房间里找个舒适的地方坐下来，你可以盘坐在软垫上，也可以直接坐在椅子上，请调整一下坐姿，保持背部直立，双手自然地放在大腿上。请放松你的肩膀，放松面部的肌肉，如果你觉得闭上眼睛舒服，那就闭上眼睛让自己放松。

做几个缓慢的深呼吸，把你的注意力慢慢地集中到呼吸上，观察它，就像你是一个充满好奇的科学家，从来没有遇到过呼吸。请将一只手放在胸部，现在用鼻子慢慢吸气，用嘴慢慢呼气，感受你的胸部随着呼吸起伏。想象你的肚子随着吸气，像气球在充气。呼气时感受胸腹部慢慢回落。感觉吸进的气流通过鼻孔，呼气时通过嘴唇，当你呼吸时，留意身体的感觉，体会你的肺被空气充盈。你不需要控制呼吸，让呼吸按照它自己的节奏自然发生。随着每一次呼吸，感觉你的身体不断放松。

现在，继续呼吸。我们可以在心中默数呼吸，也可念出声，每次四下为一轮。一开始用鼻子慢慢吸气，嘴呼气数 1；再一次用鼻子慢慢吸气，嘴呼气数 2；重复，用鼻子慢慢吸气，嘴呼气数 3；最后一次用鼻子吸气，嘴呼气数 4。

然后又从 1 开始到 4，可这样循环进行 3~4 次，当你数数时，时不时地转而注意你的呼吸方式，留意在吸气和呼气时胸廓的起伏。当空气从鼻子吸进的时候会有点儿清凉，从嘴里慢慢呼出的时候会变得有点儿温暖。如果你愿意，可以将你的注意力集中在胸部，感觉呼吸的起落，伴随着缓慢的深呼吸，继续数数，想象你的胸部随着吸气像气球充气，呼气时又瘪了下去，继续让你的注意力在数数和呼吸的生理体验间来回转移。

最后，留意任何将你的注意力从呼吸上分散走的干扰或杂念，它们可能是声音、回忆、身体知觉或情绪，把它们当作背景吧，允许它们在那里，温柔地把注意力带回对身体呼吸的觉察上。不要因为分心而自责，保持缓慢深呼吸，每次呼气，感觉你身体越来越放松，越来越深沉。

坚持呼吸，并留意呼吸的生理感受，不管你的注意力游离多少次，你都可以轻松地将它拉回到呼吸和自己的身体感受上。当计时器响起，你也准备好了的时候，慢慢睁开眼睛，把意识转到房间内。

进行正念呼吸时，当我们深深融入体验中，会感觉和自己的呼吸合二为一。如果有人在开始练习时觉得头晕，不用太紧张，这可能是因为与呼吸节律太慢、太快、太深有关。可以暂停一下，重新调整再开始。当你逐渐适应了这种呼吸方式，就可以将它融入洗衣、做饭、散步、泡茶，以及生活日常里了。

4. 情绪管理

情绪管理来源于玛莎·莱恩汉（Marsha M. Linehan）的辨证行为治疗，辨证行为治疗是针对边缘型人格障碍治疗的方法，之后此疗法逐渐演变为正念、情绪管理、压力耐受技巧等部分。其中情绪管理被用于各种有情绪困扰的人群，包括抑郁症、焦虑症、双相障碍、精神分裂症等患者。情绪管理是指个体影响自身情绪的过程，包括何时产生情绪、怎样体验情绪，以及怎样表达情绪。情绪管理是一种行为治疗，所以以行为治疗中的教与学、反复练习等特点也在其中有充分的体现。

我们的情绪会驱动我们的行为，例如，在生气时会发脾气甚至打人。而情绪管理就是让我们在情绪到行为之间有更多的考虑，把情绪处理的时间延长，以做出更"智慧"的行为。

1）情绪的识别与命名

我们的情绪有很多种类，在创伤的过程中，我们会经历情绪的"混乱"，意思是我们会有各种各样的情绪混合在一起，要对情绪进行处理，需要把这些情绪进行分辨，了解我们到底是处于什么情绪之中。这就像我们打翻了针线盒，针、线、纽扣、顶针散了一地，混作一团。想象一下如果面对一个打翻的针线盒，你会有什么感觉？我常常会感觉要抓狂。现在我们要把针、线、纽扣、顶针分门别类放好。这样抓狂的感觉就会慢慢平静下来。情绪的识别和命名就有这样的功能。

下表是描述情绪的方式清单（以愤怒和悲伤为例）。

愤怒描述清单

愤怒的词语				
愤怒	怨恨	暴怒	愤慨	报复心
激怒	恼怒	牢骚	恼火	勃然大怒
焦虑	残忍	乖戾	侮辱	
烦恼	挫折	敌意	大怒	
感觉愤怒的诱发事件				
一个重要的目标无法继续实行				
你或你在意的人被他人袭击或威胁了				
失去了权利、地位、尊重				
被冒犯				
事情的结果没有按照自己预期的那些				
体验到生理上的痛苦				
体验到情感上的疼痛，可能因为某人或某事而产生身体或情感痛苦的威胁				

一项重要或愉快的活动被打断、推延或停止

没有得到你想要的（而别人却拥有了）

其他：_____

激发愤怒的诠释

体验到痛苦

觉得自己受到不公平的对待

相信事情应该是不同的

固执地相信"我是对的"

批判所处的情景是非法的、错误的或不公平的

其他：_____

体验愤怒情绪

感到不和谐

感到失去控制

感到极度情绪化

感到身体的紧张和僵硬

感到脸红或发热

感到神经紧张，焦虑或不舒适

感到好像自己要爆炸了

肌肉紧张

牙关紧咬，嘴闭紧

哭泣，不能停止流泪

想打人，砸墙，丢东西，发脾气

其他：_____

表达愤怒以及愤怒的行为

皱眉或不笑；脸上表情不舒服或不愉快

磨牙或以一种不友好的方式把牙露出来

傻笑

红红的脸

对愤怒的源头进行言语攻击；批评

对愤怒的源头进行身体攻击

说脏话或咒骂
声音很大，吼叫，尖叫或大喊
抱怨或唠叨，认为发生的事情很恶心
紧握双手或拳头
做出攻击或威胁的姿势
击打东西、扔东西、打破东西
重重地走路或跺脚；摔门、离开
重新思考或撤出与别人的约定
其他：_____
愤怒的后果
注意狭窄
只关注让自己生气的情景
重新想该情景会让你生气，而不能去想别的事情
记住并重新想起过去令你生气的其他情景
想象未来会令你生气的情景
非人性化，解离体验，麻木
强烈的羞耻感、恐惧或其他消极情绪
其他：_____

悲伤描述清单

激起悲伤的诠释
相信与某人的分离会持续很长时间或永远分离
相信自己是无价值的
相信你在生活中得不到自己想要的或需要的
其他：_____
体验悲伤的情绪
感到累、体力不支
感到困，情绪低落，整天想待在床上
感到似乎再也没有什么愉快的事情了

感到胸口与肚子里的痛感或空洞感

感到空虚

哭泣、眼泪、抽泣

感到似乎自己不能停止哭泣，或感到只要开始哭泣就不可能停下来

吞咽困难

喘不上气

眩晕

其他：_____

悲伤的后果

感到烦躁，暴躁或不满

外在表现很消极；只看到事物消极的一面

批评或指责自己

想起或想象其他时候，自己感到悲伤或有丧失感

无望的态度

不能想起快乐的事情

眩晕发作

噩梦

失眠

食欲有问题，消化不良

渴望和寻找失去的东西

非人性化，解离的体验，麻木，或惊跳

愤怒、耻辱、恐惧，或其他消极情绪

悲伤的词汇

悲伤	绝望	悲痛	可怜
创痛	失望	想家	忽视
疏远	不满	无望	可悲
苦闷	沮丧	伤害	拒绝
受打击的	不快	不安	悲哀
失败	发狂	隔离	痛苦
沮丧	忧伤	孤独	不快乐

抑郁　　　阴郁　　　忧郁　　　悲哀
其他：＿＿＿＿＿＿＿＿＿
激发悲伤的事件
事情的结果很糟
得到你不想要的
没有得到你在生活中需要的或想要的，想起你想要或需要但没有得到的东西
激发悲伤的事件
没有得到你为之努力的东西
事情比你想的要糟
你爱的人死亡；想起你爱的人的死亡
被拒绝或排斥
被否认或不喜欢，没有得到你在乎的人的珍惜
发现自己是没有力量的或无助的
与另一个悲伤、受伤害或痛苦的人在一起
阅读时读到世上其他人的问题或麻烦时
其他：＿＿＿＿＿＿＿＿＿

2）观察和描述情绪

在学习各种情绪的表现后，对自己的情绪反应进行观察和描述，这个部分可以帮助我们了解引发我们情绪的原因、产生情绪的种类、情绪的强度以及此情绪带来的后果。

情绪分类表

情绪的名称：＿＿＿＿＿＿＿　　　强度（1～10）＿＿＿＿＿＿
我的情绪的激发时间是什么？（谁，什么事，何时，何地）
如何诠释这一情景？
身体语言　我的面部表情是怎样的？姿势呢？手势呢？
行为冲动：我想做什么？我想说什么？
在该情景中，我说了什么或做了什么？该情绪给我带来了什么后果？
情绪的功能：＿＿＿＿＿＿＿＿＿＿＿＿＿＿＿＿＿＿＿＿

3）现实检验

我们了解了情绪的原因和情绪的表现之后，需要进行检验事实，来判断我们的情绪反应和事实是否匹配。

例如，我们看到一只大狗朝着我们龇牙咧嘴、汪汪直叫，它旁边没有任何人，我们害怕它会攻击我们，这时的害怕与事实是匹配的。而如果我们看到一只被主人用绳子牵着的小狗，我们感到非常害怕，这时的害怕就是与事实不匹配的。

4）思考我们对情绪的反应是否有效

对情绪的反应是指我们在按照情绪的指引去行动，比如，我们愤怒的时候会想要用言语或行动攻击对方。我们需要思考：这样的反应是有效的吗？当看到有人被殴打时，我们大声地斥责打人者，这个反应是有效的。但如果你的丈夫没有晾衣服，你大声地斥责他，这个反应看起来就不太有效。

5）相反行为

当我们的情感不符合事实时，如果采用相反行为可以改变我们的情绪。相反行为指做出和情绪的行为倾向相反的行为。例如，我们抑郁时不想动，也不想和任何人讲话，这时的相反行为就是动起来，和其他人进行交谈。我们愤怒时，想要攻击别人，这时的相反行为就是离开让你生气的人，或者让自己慢慢平静下来。恐惧时，我们想要回避令我们恐惧的人和事，这时的相反行为就是一遍又一遍地去做自己恐惧的事，如果恐惧非常强烈，我们可以采取系统脱敏的方法来进行。

6）问题解决

当引起我们情绪的问题确实存在时，可以运用问题解决技术。这个技术的具体内容如下：

① 了解问题情境并把它描述出来。

② 检验事实，确保你正确理解了问题情境。

③ 辨认你的目标。

④ 进行头脑风暴，尽可能多地提出解决问题的方法，你可以向你信任的人征询建议。

⑤ 选择一个合适的目标以及最可能成功的解决方法。

⑥ 把解决方案变成行动。

⑦ 对使用解决方案的结果进行评估。如果它有用，那么继续这样做。如果它没有用，回到第五步，选择一个新的解决方法，并去尝试它。

比如，小张常常由于迟到而被领导批评，领导的批评会让小张非常愤怒和沮丧，在这样的情绪下，他又会在工作中出错，这样领导的批评就变得越来越多了。下面，让我们与小张一起运用问题解决策略，首先明确问题——迟到，并把每天提前 5 分钟到达单位当作治疗的目标。之后治疗师和小张一起来进行头脑风暴，思考如何能避免迟到，比如，早睡、头一天把要穿的衣服找好、提前确认次日上班需要携带的物品、列一个一周早餐的食谱、买两个闹钟等。最后小张决定运用"头一天把要穿的衣服找好、提前确认次日上班需要携带的物品"这两个方法，然后每天执行这两个行为，并记录完成的情况，如果一周均能做到，则给自己一个嘉奖（小张给自己的嘉奖是到一个喜欢的餐厅去吃一顿）。

7）降低情绪的脆弱性

在一些情况下我们更容易情绪化，这就是情绪的脆弱性，所以改变这些情况能减少我们的情绪化。大家可以想一想，如果你在睡梦中被窗外刺耳的刹车声惊醒，那个时候的心情肯定不太好。

（1）睡眠。睡眠过多或睡眠不足均不利于我们的情绪调节。睡得太多，人们常常感到更加没劲。而睡得太少，则容易让人更加焦虑，形成良好的睡眠习惯对睡眠大有助益。

（2）进食。吃东西的种类和量都要合适，咖啡因、尼古丁等物质能引起焦虑的感觉，我们应该避免这些物质。低血糖时身体会产生头晕、心慌、乏力等反应，这些反应与焦虑的表现很类似。有人的惊恐发作是由低血糖引起的，而且在饥饿时充斥我们大脑的是各种对食物的想象，很难达到智慧信念的状态。

（3）活动。进行有规律的活动促进情绪。定期的体育锻炼可以缓解骨骼肌的紧张，加速血液中多余的肾上腺素和甲状腺素的代谢（多余的肾上腺素和甲状腺素的存在会使人处于唤醒或警觉状态）以及释放压抑的情绪。有节奏的运动对焦虑更有帮助。节奏能帮助人们从混乱中走出来，有规律的生活、有节奏的运动、有节奏的音乐（如打鼓）都能安抚人们的情绪。

（4）避免能引起依赖的物质。酒精能改变情绪状态。"借酒浇愁"是很多人常用的调节情绪的方法，但和其他成瘾性的物质一样，长期使用酒精会造成身体依赖和心理依赖，如果形成依赖，喝酒就成了生活的中心，情绪问题只会越来越多，"借酒浇愁愁更愁"。其他易成瘾的物质还有尼古丁、药物等。

（5）治疗身体疾病。慢性疾病容易引起躯体的不适感，从而加重情绪问题。如果身体患有疾病，则需要寻求医生的帮助，按处方吃药。

（6）建立掌控感。创伤情绪体验中很重要的是失控感。如果能重新建立对生活的掌控感，则对创伤的体验有很大的治疗作用。情绪管理中建议每天做些能让自己感到有能力、有控制感的事情，如果完成这些事情后，再进行积极的自我对话，则可以更好地建立掌控感、改善情绪。比如，每天去给花浇水，然后告诉自己"我今天完成了这件事，做得不错"。

8）增强积极情绪体验

情绪就像一个存钱罐，积极的情绪体验就是往存钱罐里放钱，而消极的情绪体验就是从存钱罐里拿钱出来。我们多存钱，到花钱的时候就禁得住。

可以把令自己愉快的事情列一个表，尽可能多地做这些事情，让自己感到快乐和愉悦。

长期增强积极情绪的策略是建造有价值的生活。这里我们需要去思考，对于我们来说，什么是"有价值的生活"。每个人的价值观不同，所以人们的答案也各不相同。另一个问题是，我们明白了自己的价值观以后，如何去践行这个价值观。

9）处理强烈的消极情绪

（以下技术为辨证行为主义的压力耐受技巧板块）

（1）关注情绪而不妄作评判。可以运用正念技术、不评判技术来进行。

（2）分心技术（Accepts）。

A 活动（Activities）。可以进行身体活动或兴趣活动。当我们专注于活动时，能减少对目前情绪的关注。

C 奉献（Contributing）。把注意力转移到为别人做一些有帮助的事情上来。奉献常常能增加我们的自我价值感，同时也能改善人际关系。

C 比较（Comparisons）。与其他人的处境相比较，如与处境更困难的人比较，能让我们对自己的处境有些释怀。

E 情绪（Emotions）。运用一些方法激发与目前情绪相反的情绪，如在悲伤的时候，看一些有趣的综艺节目。

P 推开（Pushing Away）。离痛苦的情绪远一点，运用正念技术可以帮助自己。

T 思维（Thoughts）。想一些其他的事情。比如，去做填词游戏或数独，或者计划明天吃什么，以此来分散注意力。

S 感觉（Sensations）。增强其他感觉可以干扰当前的痛苦情绪。比如，把冰块含在嘴里，或用手握着一块冰块。

10）自我抚慰技术

自我抚慰技术通过嗅觉、视觉、听觉、味觉、触觉五种感觉来进行放松和让自己感到舒适。比如，我们喜欢听小溪潺潺的声音，这个声音可以让自己平静下来，那么就可以播放流水的音频或用小型喷泉摆件来制造流水的声音；或者我们喜欢甜甜的味道，那么就可以随身携带一块糖果，需要调节情绪时，就把它含在嘴里。我们可以制作一个自我抚慰的清单或直接把能抚慰我们的物品放到一个盒子里，以便提醒我们在遭受强烈情绪时使用这些方法。

11）减少你认知弱点

我们的思维中存在绝对化、非黑即白、过度概括等认知弱点，应试着挑战这些认知。

12）接纳

我们对自己面临的处境和需要进行判断。如果能够有办法解决问题，就积极行动起来；但如果问题无法解决，我们就需要运用接纳的技术。可以运用正念呼吸、微笑练习、正念觉察技术、转变心意等技术，最终达到从根本上接纳现实。

（三）药物及心理干预

1. 药物干预

焦虑是突发公共卫生事件出现时最突出的情绪，所以抗焦虑的处理是药物治疗的重要组成部分。同时焦虑常伴有抑郁的表现，抗焦虑和抗抑郁治疗可以同时进行。因此，运用新型的抗抑郁剂可以较好地达到此效果，例如，舍曲林、帕罗西汀、艾司西酞普兰等药物。

运用药物时需要注意，患者的焦虑明显时，往往对躯体不适更敏感。所以药物治疗的副作用往往会加重患者的焦虑。处理策略为提前告知患者药物可能的副作用，并告知大部分药物副作用会随着身体的适应而减轻；对副作用明显的患者可予以药物减量，待副作用减轻后再加至治疗剂量；也可以同时短期合并运用苯二氮卓类药物，以快速减少焦虑，但需要注意的是患者焦虑症状缓解后，需要逐渐停用苯二氮卓类药物，以避免药物依赖。

如果患者合并其他的症状，则需要联合运用其他药物。如有明显的自杀想法，需要运用小剂量的抗精神病药物；有明显的情绪不稳定，运用抗抑郁药物后，情绪不稳定更加突出，则需要运用情绪稳定剂；有明显的睡眠障碍，可以运用有镇静作用的抗抑郁药物，如米氮平等，如果睡眠障碍改善不好，可以运用镇静催眠药物，如佐匹克隆、右佐匹克隆、唑吡坦等，但要注意患者病情改善后，需要停用镇静催眠药物。

2. 心理干预

为了帮助患者从混乱的状态中稳定下来，恢复生活的次序应运用应激—自我—支持理论进行干预。具体来说就是减少应激刺激的进入，加强自我功能，加强支持系统的作用。

在减少应激方面，可以让患者减少接收恐慌信息，在重大公共卫生事件趋于缓和后，有的患者仍存在恐慌，可以与患者一起分析周围的事实，让他体会到重大公共卫生事件已经得到了很好的控制。比如，有一位患者去医院看病，担心自己感染病毒。治疗师一起和他回顾就诊的经过，患者说，医生都是专业的人员，他们都能放心给这么多患者看病，说明他们感到危险不大，从而让患者对事件有了更为现实的判断。在加强自我功能方面，可以运用情绪管理的技术增加患者对情绪处理的能力，达到自我抚慰、自我支持的作用。在加强支持系统方面，应在治疗中给予患者足够的支持，同时调动患者家人的支持力量。

在治疗中教来访者放松技术，同时让其回家练习，并强调每天练习的重要性，告诉来访者"一开始我们要找到这种放松的感觉，反复练习，然后一听到音乐就会放松，之后在难受的时候就可以用放松的方法对抗紧张了"。

同时也建议来访者规律作息、适当运动，鼓励其外出活动以及增加人际交往，并把这些建议当成家庭作业。这时需要调动来访者的资源，可以请家人每天陪同来访者外出运动。

治疗师常常鼓励来访者进行八段锦、太极或瑜伽等运动。

八段锦是一个比较好的运动处方。它简单易学，动作难度要求不高，而且其中蕴含中医养生理论，比较符合老年人的文化背景。在八段锦中还强调配合动作进行呼吸的调节，这样就同时进行了呼吸练习。

对初学者来说，学习八段锦需要一定的时间，而焦虑的来访者往往难以集中注意力，又急于求成。所以仍需要调动来访者的资源，让其家人带领他们学习，并且告诉来访者每天学一点就可以，学了就不错，多多肯定自己。这样既可以让来访者每天做一件事，鼓励其对自己的行为进行肯定，同时又完成了运动。建议来访者进行运动时，也要对他们说明运动对缓解焦虑的作用。在后面的治疗里，要对来访者是否完成家庭作业进行询问，并询问完成作业有没有困难，并且及时解决这些困难，以便患者下一次能完成家庭作业。

对于来访者怕独处和独自乘坐电梯的问题，运用系统脱敏的方法进行了处理。

人们总会认为今天遭遇的麻烦要比历史上的其他任何时代更加深重，这往往是一种误解，没有人能脱离自己所处的时代，所以无法避免地要去面对由情绪引发的各类心身问题。

在这里想分享一个牡蛎和蝴蝶的故事。

牡蛎是抗逆性最强的水生动物之一。它经常悠闲地附着在礁石之上，等待着食物自己飘过来。然而，飘过来的不仅仅是食物，也有可能是闯入的异物，面对突如其来的闯入，柔软的牡蛎不是厌恶，也不是简单地把这些异物吐出去，而是用它自己的方式来处理那些"干扰"。它用自己分泌的"强力材料"一层又一层地将这些异物和干扰包裹覆盖，最终在层层包裹下，异物和牡蛎融合在了一起，日复一日就形成了美丽的珍珠。没有经历过伤痛的牡蛎永远无法产出珍贵的珍珠，因为珍珠是愈合的伤口。

自然界中的毛毛虫，它在最不如意的生活阶段里，通过做茧把自己包裹起来，在外人看来好像是把自己封闭了一样，然而只有它自己知道它是在调整自我，是为了以一个新的姿态去面对未来的生活。因此，当它破茧而出的时候，它振奋了自己成长出的翅膀，飞翔在一片新的绚烂花草中间。

生活可能就是如此，我们不得不面对和处理讨厌的事情，这些事情会带给我们很多情绪、想法和身体里的感受，我们可能会感到孤独、悲伤……我们的身体也可能会感到非常紧张不适。我们需要找到适合自己的调节情绪的方式和疗愈方法，可以使用自身的力量，创造我们自己的珍珠，同时也要时刻提醒自己，在不幸和困难的时刻，我们可能只是在编织建造我们的翅膀……

（华广平、马旻执笔）

本章参考文献

[1] Kolk B. 身体从未忘记：心理创伤疗愈中的大脑、心智和身体［M］.李智，译.北京: 机械工业出版社, 2016.

[2] Virtue D. 食物与情绪-食欲背后的心理学［M］.孙润松, 译.北京: 人民邮电出版社, 2018.

[3] Bourne E. 心理医生为什么没有告诉我［M］.邹枝玲, 程黎, 等译.重庆: 重庆大学出版社, 2010.

[4] Heather Fiske H. 行动孕育希望：焦点解决晤谈在自杀和危机干预中的应用［M］.骆宏, 译.北京: 人民卫生出版社, 2013.

[5] Schindler J. 情绪革命［M］.毛筠, 译.北京: 华文出版社, 2019.

[6] McKay M, Wood J C, Brantley J. 辨证行为疗法:掌握正念、改善人际效能、调节情绪和承受痛苦的技巧［M］.王鹏飞, 李桃, 钟菲菲, 译.重庆: 重庆大学出版社, 2018.

[7] Linehan M M. 边缘性人格障碍治疗手册［M］.吴波, 译.北京: 中国轻工业出版社, 2009.

[8] Pally R. 反思的爱：看见自己, 看见孩子［M］.戴艾芳, 译.北京: 中国轻工业出版社, 2019.

[9] Baer R A. Mindfulness training as a clinical intervention: A conceptual and empirical review［J］. Clinical Psychology: Science and Practice, 2003, 10: 125-143.

[10] Forbes D, Alkemade N, Waters E, et al. The role of anger and ongoing stressors in mental health following a natural disaster［J］. Aust N Z J Psychiatry, 2015（8）, 706-713.

[11] Kristeller J L, Hallett C B. An exploratory study of a meditation-based intervention for binge eating disorder［J］. Journal of Health Psychology, 1999, 4: 357-363.

[12] Marra T. Dialectical behavior therapy in private practice: A practical and comprehensive guide［M］. Oakland, CA: New Harbinger Publications, 2005.

[13] Teasdale J D, Segal Z V, Willams J M, et al. Prevention of relapse/recurrence in major depression by mindfulness-based cognitive therapy［J］. Journal of Consulting and Clinical Psychology, 2000, 68: 615-623.

第三章

重大公共卫生事件中的
自我认知

重大公共卫生事件的暴发性、不可预测性以及危及生命的危险性，从心理学上讲，有时会形成创伤应激性事件，它给所有的经历者都带来或大或小的影响。小到人际交往模式（熟人见面不再握手）、生活方式（戴口罩、勤洗手）的改变，大到对个人基本需求如安全感、信任感、控制感、亲密关系等的破坏，进而发展成各种精神心理疾病（焦虑障碍、抑郁障碍、创伤后应激障碍等）。

任何一场大的事件发生，最先被看到和重视的是外显的情绪和行为，但在情绪和行动之前，我们有内心的思维过程，这个内在的思维过程就是认知。就像前面这个案例，我们能明显感受到卢女士有强烈的焦虑情绪，也有一些强迫的症状，焦虑情绪驱使她去做强迫的行为来缓解焦虑，但焦虑的源头是卢女士的核心观念：外面是危险的，我是不安全的。注意、认知、情绪、行为和躯体反应彼此之间相互影响，形成恶性循环，会导致健康问题不断被强化、维持，甚至恶化。探索自我认知、自我情绪以及自我行为的特征，把握三者之间的关系，使之互为促进，形成客观、理性的自我认知，积极、正面的自我情绪，对自我的行为能力作出准确的评估和判断。

本章主要讨论的是突发公共卫生事件对自我认知的影响，以及我们可以如何进行干预。

一、自我认知

自我认知（self-cognition）是一个人对自己的生理状态、心理状态，以及自己同外界关系的觉察和理解，包括自我观察和自我评价。自我观察是指个体对自己的感觉、情绪、思维、意向等方面的觉察；自我评价是指个体对自己的想法、期待、性格、行为、能力等方面的判断和评估，是自我调节的重要条件。自我认知也经常被称为自我概念（self-conception），二者在概念上有较大重叠，内涵基本一致，我们在该章节里统称为自我认知。良好的自我认知有助于保持个体内在的稳定性和连贯性，能够加强自我认同感，提升自尊水平，也有助于实现个体对外部环境的控制，提升自我效能感，是维护自我身心健康的关键。

个体并不是天生就有对自我的觉察或意识，这种觉察的形成源于个体对外界环境的刺激，是记忆和思维交互的反应，记忆是思维的基础，因此，在形成记忆之前，个体是没有这种对自己的认识的。一个人对于自己的存在、行为和心理的认知有一个不断发展的过程。当一个人有了记忆，进而有了思维，并且发展到一定程度时，个体对自我的意识和觉察才会更加强烈。从最开始对存在的觉察、到对需要的觉察、到去追求自己的需要、去设置自己的目标、再去调整行动去达到目标，这个不断经过思维和想象力反复的过程，加强了对个体对自我的认知，并且这个过程伴随着人的一生。正如小孩会经常出于好奇而做一些危险的行为，他们这个时候的自我意识是比较模糊的。在经过反复地尝试、思考、总结经验后，对自我躯体的觉察就渐渐成熟，进而对自己的行为更有意识，开始区分危险和安全的行为，再决定是否去做。最后才是对自我心理的认知，因为一般来说，觉察自我心理的能力需要较成熟的思维和想象力，这个时候个体需要区分躯体行为和心理行为的差异。

自我认知不仅仅是对自己身心状态的意识，也包含自己同客观世界的关系的意识。自我的发展离不开周围的环境，特别是人与人之间的关系带来的制约和影响，因此自我认知不仅是人脑对个体自身的意识与反应，还反映了个体与现实环境之间的关系。这种反应形式，是人的心理区别于动物心理的一大特征。

（一）一般情况下的自我认知

从整体上看，自我认知是一个人看待自己的方式、看待世界的方式、考虑他人的方式、对环境的警觉性、对他人与自己关系的看法等，还包含认知功能，比如，自身的注意力、记忆力、决策力等，并互相影响。但在我们的章节里主要讨论的是前者，即一个人与自己、与外部世界（他人和环境）关系的觉察、评价和思考。如果一个人不能正确地认识自己，看不到自己的优点，觉得处处不如别人，就容易产生自卑心理，丧失信心，做事的时候就会犹豫不决、畏缩不前；相反，如果一个人过高地评估自己，就会骄傲自大、盲目乐观，在学习或工作上就容易马虎大意，进而出现失误和失败。因此，恰当地认识自己，就能够避免这些脱离实际的想法，更全面地认识自己，也能够以更适合自己、更舒服的生活方式去生活。

一般情况下，自我认知包含三种成分。

1. 对自己的认识

自我认识是主观自我对客观自我的认识与评价，认识是对自己身心特征的认识，评价是在这个基础上对自己进行评估和判断。自我评价是在自我认识的基础上产生的，是通过社会比较而实现的。一般情况下个体对自身的认识和评估和其他人对自己的客观评价差距相差不会太大，如果距离过于悬殊，可能会使个体与周围人产生矛盾，会感到很疑惑，或者觉得自己不被理解，长期下去还会形成不稳定的心理特征，如自卑或自满，不利于个人健康成长。自我评价直接影响着自我体验和自我调控，如果我们的自我评价能力不高，对自己的评价不是过高就是过低，就需要提高自我评价的能力。

2. 对自己与他人关系的认识

自我认知还包含对自己和他人关系的认识，比如，自己与周围的人的关系如何，自己在集体或团队中的位置与作用等。人是具有社会性的，人与人之间会有很多种不同的关系，如朋友、同事、发小、邻居、闺蜜、爱人、家人等，有些关系是天生既定的，如家人关系；有些关系是根据环境和际遇的不同而联合到一起的，比如，同住一个小区产生邻里关系；上同一所学校、班级，有了同学关系;在同一个单位上班,有了同事关系。很多时候我们和不同的人会有双重关系、多重关系,但大部分时候我们对关系的认识是比较明确的,对自己的定位也是清晰的,什么关系对应什么样的人际距离、给予什么样的付出和期待,虽然具体到什么程度因人而异,但总体来说我们是有一定概念的。随着关系变得复杂,或者发生了一些意料之外的事情,我们也可能对关系产生怀疑。例如,同级的同事关系突然变成上下级关系,那么就会带来一些影响,当事人与之沟通共事的态度和行动可能都需要有一些调整。举一个更加极端的例子,本来以为是有血缘关系的父母与孩子的关系,孩子长大以后发现自己并不是父母亲生的,从亲生孩子变成养子的身份,会让人受到心理创伤,对自己和与家人的关系就会产生巨大影响。对自己与他人关系识别不清,在相处时就可能把握不了交往和沟通的程度。轻则让人觉得情商不高,人际交往中总觉得困惑;重则很难建立或保持人际关系、亲密关系,长此以往对人的自尊自信、价值感,以及如何看待这个世界都会有影响。

3. 对自己周围世界的认识

环境是客观的存在,但每个人对它的认识和感受是不同的。一般情况下,我们会认为这个世界是相对安全的,大部分人是善良的、生活是可控的、我们对周围的事物是有影响力的,我们的存在是有价值的,这样我们才愿意去体验和接触新的人和事、去努力追求自己的目标、去接纳生活中大大小小的挫折和变化,并且能够容忍失落、挫败等消极的感受,因为我们知道这是一个过程,并且相信我们的努力和坚持都是有意义的。

这是我们对世界的认知图式,而创伤会扭曲我们的认知图式,改变我们原有的信念,让我们认为这世界是危险的、不可预测的、不公正的,我们是无力的、无助的、不值得被爱或获得想要的东西的,我们的存在没有意义。这样的改变会直接影响到我们的情绪,让我们长期处于恐惧、焦虑、无助的情绪里,也会让我们失去对他人和世界的信任,让我们变得多疑、过度警觉、愤怒,进而影响我们的行为，使我们的生活充斥着放弃、失望、背叛、困难与危险。

总而言之，自我认知是个体对自己的特定的思考方式，也是特定思考的结果，方式和结果互为影响。一个人如果拥有良好的自我认知，能够增强自我认同感，提高自尊水平。高自尊者具有积极、正面的心理体验，既能够悦纳自己、尊重自己，也能欣赏他人，与他人建立良好的人际关系。个体对自身的这种认知，也能帮助个体更好调节与控制自己的情绪和行为，帮助个体在充分发挥潜能的同时有效避免挫折感，进而有助于保持自我内在稳定性和连贯性，维护自我身心健康，加强自我效能感。

（二）认知改变及消极认知

有研究者认为，自我认知既具有相对稳定性，又具有动态性，个体当下所持有的自我认知会随着个体对自身各方面的觉察和理解的变化而变化，因此得出一个辩证而统一的结论：一般情况下个体的自我认知不会随着年龄、环境的变化有太大的改变，表现出稳定的特性，而具有情境性的自我认知的部分则表现出易变性。

经历了同样的事情，对有些人来说是创伤，对有些人来说只是一个困难、一次挫折、一个绊脚石，或者一个成长的机会。尤其是经历了创伤性的事件，大家在自我认知方面可能或多或少都有一些变化，有的人在以前的基础上有了一些转变或成长，但对另外一些人来说变化却是翻天覆地的，甚至是毁灭性的。就像那个经典的例子，沙漠里的半杯水，乐观的人会因为"还有半杯水"而感到喜悦、充满希望，悲观的人会因为"只有半杯水"而感到焦虑绝望。乐观和悲观可能带有先天的气质，除了本身性格气质的关系，还有一些因素会导致这种差异，就像创伤的易感因素一样，应激事件、成长经历、父母教养方式、社会支持、身体状况、性别、家族史、归因方式都可能导致人的消极认知。把消极的生活事件归因于稳定、内在自己的原因（如自己的能力缺乏等），而把积极的生活事件归因于暂时、外部原因（如运气好等）的人更容易产生消极认知。

认知疗法创始人阿伦·贝克（Aaron Beck）对抑郁症患者的研究提出了消极自我图式模型，他认为将自己视为一个"丧失者"的消极倾向是导致抑郁症的基本原因。如果一个人从童年时期就经历了一系列负性的事件，如父母的丧失、被同伴拒绝或霸凌、老师的批评或家人的忽视等，他就逐渐形成某种认知的"图式"，在这个图式里，他会以一种消极的眼光来看待自己、周围的人和环境，进而以消极的态度和情绪去对待生活，遇到应激事件就轻易激活了消极图式，随之而来的结果也会进一步强化这种图式。常见的消极认知方式有多种，比如，随意推论，在缺乏充分根据或根本没有任何证据的情况下得出结论；过度概括，以偏概全；心理过滤，只抽取一部分事实或观念，来支持自己的消极思维；非黑即白，即全盘肯定或全盘否定；夸大或缩小，完全灾难化或完全忽视一件事。我们后文会着重讲述突发公共卫生事件对公众自我认知的影响。

二、公众的不合理认知

恐慌情绪来源于人们对病毒的未知而产生的各种不合理认知，加上各种谣言的推波助澜，人们通过各种社交媒体所传递的言论，在人际、群际、个人与社会间，不合理认知不断被强化和扩大。相较于个体的不合理认知，群体不合理认知对行为与社会生活的影响更强。

这些不合理认知有三个主要的特征。

一是"绝对化要求"，指的是人们以自己的意愿为出发点，对某一事件持有认为其必定会发生或不会发生的信念，它通常与"必须""应该"这类词语连在一起。

二是"过分概括化"，指一种以偏概全、过度引申的不合理思维表现。我们常常发现有这样的人：对自己，做错一件事就认为自己一无是处；对他人，稍有一点对不住自己，就认为他坏透了，完全否定他人。而对于某件事，获得一点消息就立即下结论。

三是"糟糕至极"。这是一种主观放大的倾向，认为如果一件不好的事发生了，将是非常可怕、非常糟糕的，甚至是一场灾难。这将导致个体陷入不良情绪体验，在焦虑、悲观、抑郁的恶性循环中难以自拔。

以下，笔者从时间顺序，梳理在不同时间阶段公众可能出现的不合理认知。

（一）初发期的不合理认知

不合理认知 1：种种迹象表明，我已经"中招"了。

在不了解传染途径、传染概率的情况下，群众都在担心同一个问题：我会不会已经感染了病毒，我会不会处在病毒感染的潜伏期。这些都是"糟糕至极"的不合理信念在影响着人们的正常生活，主观上把危险的概率无限放大。

有低热体验的病人担心去医院看病时，会被医院隔离而不敢去；听到周围住着有病毒感染的人，就会感到很害怕，心惊肉跳；有躯体疾病合并情绪问题后病情加重；怀疑自己患病，而多次去医院排查等。

不合理认知 2：如果我没有做好防护工作，那我就会感染上病毒。

公共卫生事件发生后，大大改进了公众对公共卫生的意识以及个人卫生方面的习惯。危机伊始，除了口罩脱销外，护目镜、防护服、酒精、消毒湿巾、洗手液、消毒液，甚至有灭菌功能的洗衣液都很难买到。这些用品的脱销，又造成了新的认知困扰——我没有酒精会不会消毒不彻底？我的洗手液不是灭菌的会不会没有用？消毒湿巾不含酒精会不会没用？清洁卫生用品在短时间内的匮乏，造成很多普通人深深感到自己防护工作不够好，出门之后总有被感染的担忧。

另一方面，互联网上会出现很多如何加强消毒步骤的视频。例如，如何在出门前做好各种防护，如何进行洗手，如何用酒精消毒鞋底，如何在进门之后消毒超市购物袋……虽然没有专家证实，普通人做高级别防护措施的必要性，但这种信息的输入就好像一个"标准的模板"，一旦"标配"不足，或者漏了其中的一两个步骤，让很多人又产生了不合理认知——没做好防护，我是不是就会感染病毒。

这些不合理认知既有"绝对化的要求"，也有"糟糕至极"的主观夸大危险。一方面，把专家或者网络视频中建议的个人防护当作"绝对化的程序和要求"，强迫自己，甚至强迫其他人都要严格遵守必须做到。另一方面，对未能按照专家建议的行为，认为将有很大的感染风险。这些"必须"的想法和"糟糕至极"的认知大大增加了普通人在隔离期间的焦虑情绪。

（二）扩散期的不合理认知

由于一段时间内确诊人数居高不下，暂时没有有效的临床治疗方案以及部分物资供应的不足，造成公众极大的不确定感和焦虑感。居家隔离虽然安全，但外出采购依然有风险；周围不自律、不听专家话的人，给那些谨慎的人们带来强烈不安全感，邻居家的咳嗽都能增加彼此间的不安。这个时期，将自己暴露于社交媒体中，接受各种信息，让公众的不合理的认知不断走向极端化。

不合理认知3：只要不在家待着的人，都有可能携带病毒回来。

由于对病毒传播途径的未知，隔离在家的人恐慌情绪越来越强烈。一部分公众认为，出门在外是非常危险的事情，只要出去了都有可能感染病毒。对于那些需要坚守工作岗位的人（医生、警察、社区工作人员、运输工作人员等），尽管他们做好了防护措施，但是，仍然让人感觉可能是在潜伏期。

不合理认知 4：面对病毒，我们无能为力。

据丽莎·麦凯恩（Lisa McCann）、劳里·波尔曼（Laurie Pearlmann）、德娜·罗森布鲁姆（Dena Rosenboom）与玛丽·威廉斯（Mary Williams）的观点，生命中基本的需要便是具备能力去影响对你会发生的事件，以及对别人会发生的事件。

（1）除了待在家里，我们什么也做不了。

（2）除了打心理热线，我什么也做不了。

（3）这个病毒从未遇见，除了依靠病人自身抵抗力，我不知道还能做哪些。

（4）除了每天在家吃饭睡觉刷手机，我还能干什么？

这些句子透露出个体虚弱感、无助感及无力感。你也许要相信，你必须努力去控制他人来避免自己被控制；或者认为宁肯向别人的要求低头，也不用自己的力量去面对世界。

一方面，很多人觉得自己无法控制已经发生的事情。隔离可能会让这种无力的感觉继续下去。你可能觉得再也没有能力解决问题，或者满足生活的日常要求。另一方面，隔离的生活会让人发现自己的需要可能没有过去那么多，一些过去想做却没有时间完成的事情正好可以开始。而一旦投入一些有意义的事情后，这种无力感和虚弱感也能慢慢降低和减少。

不合理认知 5：15 天、一个月、一个半月……，病毒就能被消灭，生活就能恢复正常。

一般重大公共卫生事件的发生少则几个月，多则几年，甚至变成常态，病毒传播的衰减和防控都是需要时间的。我们应该期待的是在短期内"可防可控"，而不是"病毒被消灭了，威胁就不在了"。这个关键是防控机制的有效建立，应对手段的相对完善，民众的自我保护意识提升等。

在这种不确定的期盼中，迫切想要在某个特定时间节点结束，却反而让人陷入一种不确定的焦虑之中。

不合理认知6：如果我不接孩子回国，他／她在国外就一定很危险。

海外留学学子的家长们在国内天天忧心，一边不停地下单刷票，一边不停地关注事件发展情况。他们似乎有一种信念：如果我不管我的孩子，他在国外一定会很危险。焦虑的留学生家长群体爱子心切的态度可以理解，但是，他们的焦虑也感染了身处海外的孩子。尽管国家不断呼吁，海外留学生只要减少社交，戴好口罩，可以减少长途旅行的风险，但仍然有家长不顾一切，情愿包机购高价票一定要孩子归国。

（三）好转期的不合理认知

合理认知7：只有我活下来，是我的罪过。

公共卫生事件中，有的家庭中有亲人离世。而幸存下来的人，总是觉得自己对逝者的离去有不可推卸的责任。他们容易沉浸在无限的自责中，对逝者的离去有不适当的自我评价，让自己为逝者的死亡过分承担责任。他们往往陷入"绝对化要求"的不合理认知中，总觉得自己当时"不应该"做什么，或者"应该"怎样，就能避免悲剧的发生。比如，他们常常会认为自己当初"不应该"去吃年夜饭，把病毒带回家里才导致家人的离世；会认为"不应该"让家人照顾自己，他／她就是为了照顾自己才导致感染、离世；还有认为是家人为了帮助自己而去了特定场所（如医院）才导致感染而离世。这些不合理的认知容易导致个案沉溺于消极悲伤的情绪中，出现焦虑、抑郁、社交退缩、睡眠障碍和梦魇，躯体不适和情绪障碍，并引发延长哀伤障碍。

除了丧亲者以外，幸存者内疚的变异形式有：急救服务人员可能责怪自己在帮助处在危险中的那些人的时候，做得太少；心理治疗师在面对患者的痛苦时，也可能会感受到一种内疚。

（四）消散期的不合理认知

不合理认知 10：现在比以前更危险。

由于缺乏专业的医院知识，普通人的个人防护原则不一。接触病毒感染后的康复患者有危险吗？……这些想法包含了由城市解封引起的各种疑惑，并给部分公众带来秩序恢复期的恐慌感，容易引发不合理认知。

一位 50 多岁的女士，在危机之后，内心的恐惧感与日俱增，甚至为此夜不能寐。担心复工的女儿出行不安全，担心公共场所、公共设施消毒不到位，担心自己出门染病。

一位 40 岁的医生，在危机后哪怕居家也仍然保持戴口罩的习惯。他觉得医院里病人复杂，万一携带病毒回家，影响了孩子怎么办？同时他也要求家人出门一定要戴上口罩。

一位 30 岁的女士，只要带孩子出门一定要备一瓶酒精。只要孩子摸过了什么地方，马上给孩子手上喷酒精进行消毒。

一些社区的家庭，为了减少外出购物产生的风险，在危机后仍通过社区团购的方式购买物资。

另外，如何面对病毒感染后的康复患者也造成了患者和周围人的困扰。不少普通市民仍然戴着"有色眼镜"看待康复患者。即使跟他们说话或接触，也有很多的担心。而患者本人也非常担心自己携带的病毒会影响家人，即使出院了，仍然跟家人保持隔离的状态。

三、针对自我认知的干预方向

由于公共卫生事件的突发性和流行性，在心理上受到影响且需要被干预的人能获得心理干预的途径非常单一，基本上以热线咨询为主，以网络视频、电话咨询为辅，面对面的咨询或治疗很少。在本章节的这个部分，我们会以危机期间热线干预、网络干预及危机后团体干预为例，去讨论如何针对公共卫生事件引发的认知问题进行工作。

（一）认知行为治疗

阿伦·贝克（Aaron Beck）的认知疗法和阿尔伯特·埃利斯（Albert Ellis）的理性情绪疗法是构成认知行为疗法的基本框架。埃利斯与贝克都强调意识的信息加工，即信念和想法形式的显性认知，也可能会无意识地运转而发挥功能，只是要通过特定的方式，让这些认知可以浮现到意识之中，从而进行鉴别合理性，进而得到修正，达成认知、情绪和行为的一致性。认知行为疗法的基本就是 ABC 理论模型。其中"A"是指各种诱发事件（Activating Events）；"B"指的是个人对这个事件的信念（Beliefs），更广义上是指信念和想法形式的信息加工，即认知成分；"C"指以个体主观的、行为的或心理生理的反应形式出现的各种结果（Consequences）。通常情况下，歪曲的认知与失功能的结果相联系，即不合理的"B"引发不愉快的"C"，而合理或偏向于积极的认知，则与具有功能的结果相联系。

有时候通过倾听、无条件关注、理解、共情、支持或建议就能帮助来电者缓解情绪，并调整自己的认知。但有很多来电者的情绪是极度恐慌、焦虑、无助的，他们已经沉浸在消极认知和消极情绪里，这个时候由接线的咨询师来帮助他们识别歪曲认知、进行认知重建就很重要。正如贝克所说："适应不良的情绪与行为源于适应不良的认知。"我们需要关注来电者思考问题和解决问题的方式，帮助他们重新检视自己的想法与客观现实的差距，识别并纠正其歪曲信念（如灾难化解释），并重建自我认知的某个方面，这是对焦虑相关问题的来电者进行最快最有效干预的方式之一。

（二）支持性团体治疗

1. 支持性团体治疗的意义

在阐明支持性团体治疗对于改善自我认知的意义之前，我们首先需要明确一个重要概念——支持性心理治疗。支持性心理治疗是利用诸如建议、劝告和鼓励等直接的方式对意识问题或冲突进行工作，而不涉及潜意识冲突和人格歪曲，不靠内省得到改善的治疗方法。支持性心理治疗具有广泛适用性，是最常用的一种心理治疗，一方面直接改善症状，另一方面维持、重建或提高自尊、自我功能和适应技能。

支持性团体治疗结合支持性心理治疗和团体治疗的原理，由一些具有某种同质性的人组成团体，在这类团体中，成员们交流思想和感受，帮助彼此检验某些问题和忧虑。有学者提及，自助团体和支持团体这两个词是经常可以互用的。我们在此涉及的支持性团体治疗是那些由专业人员领导的团体治疗，其中的参与成员功能与适应能力较好，只是在面对急性、巨大或非同寻常的应激时才出现问题，这些人处于危机时比较适合在一起接受支持性团体治疗。突发公共卫生事件发生时，往往波及大范围的人群，甚至是全球。几乎所有人都在直接或者间接地遭受同样的煎熬，支持性团体治疗可以适用于该类群体。在这类型的团体治疗中，领导者需要创造一种安全的环境，成员之间相互信任、承诺和真诚关怀，成员们分享彼此的思想和情感经验，感受到共同的联结纽带。总的来说，支持性团体治疗能够为干预类似的突发公共卫生事件导致的各种创伤和应激反应提供良好的治疗氛围和互动方式。

2. 支持性团体治疗的基本设置

突发公共卫生事件来临时，尤其是在初期，不仅可能会遇到医疗资源短期内挤占，而且心理卫生服务资源也可能相对有限，而需要接受干预的受众数量又巨大，因此可以考虑 10 余人的大团体。支持性团体治疗的会面时间长度至少一个半小时，一般不超过 3 个小时，通常一个月会面 1~2 次。而突发公共卫生事件的冲击导致人们处于危机状态，问题迭出，需要合理安排适时的干预，故保持会面频率在每两周 1 次。采用短程治疗，考虑到某些群体性创伤事件持续的时间较长，我们以每两周 1 次治疗、持续四个月来计算团体治疗次数，设定共计 8 次的支持性团体治疗。封闭团体更为适宜，因为在支持性团体发展过程中，成员们需要建立和发展信任与舒适感，尤其对于有创伤经历的灾难亲历者来说，更需要安全感的建立，保持团体成员在场的稳定不变具有积极意义。另外，地面团体可能不是最佳选择，一般会采用网络团体，借助社交软件视频治疗。团体治疗结束后，参与者的自我认知得到一定程度的调适，部分参与者可能需要转为接受其他形式的心理干预，支持性团体治疗就此终止。

3. 支持性团体治疗的运用

团体参与者通过热线、门诊、社区等途径转介过来，或者通过招募自愿参加。之后经过评估筛选，纳入合适人选，即急性应激或危机状态下出现自我认知偏差和各类适应性问题但无严重精神症状者。危机期间，通过网络提交书面评估是比较合适的方式。

接下来，我们将介绍支持性团体治疗如何经历三个阶段（开始、中间、结束），如何在其中帮助参与者重建与自我的联结，重塑自尊，改善自我认知。

1）开始阶段（第 1~2 次会面）

在此阶段，交流的内容通常不会像中间阶段那样具有私人性，主要是为团体确定目的，明晰规则，建立基本联系等。

团队领导者在开场白中为团体确定一个宽泛的目的，介绍团体的大概内容以及它如何运作，解释领导者的角色，说明团体互动的重要性。之后引导成员做介绍练习，领导者可以先用简单的 2~3 句话示范性地介绍自己，然后成员轮流介绍。

　　通过简短的介绍，领导者可以大致概括出团体的核心问题：危机来临，打乱了所有人的节奏，导致原来运行良好的心理功能失效，出现一些病理性的行为，伴随着一些不合理认知，对自己怀疑、贬低，自我效能感下降，退缩、回避。领导者可以把总结的问题反馈给成员。在成员还未熟识、未建立充分的信任和安全感时，可以由领导者初步拟定团体的目标和主题，例如，改善症状，恢复工作，找回意义，哀悼丧失，等等。

　　开始阶段，领导者可给予一些相关的疾病教育对于所有人出现的各种症状给予一般意义的解释，比如，失眠是情绪的伴随症状，强迫洗手是对焦虑的防御，不能工作、回避社交是创伤反应；并作出保证，告知症状缓解、功能恢复会有个过程，比如，多数人通常需要一年左右的时间才能从丧亲反应中走出来。

　　团体成员间熟识需要有热身，可以在开始阶段引入简单的活动或者练习，增加趣味，减少焦虑。危机期间的团体基本选择线上形式，通过社交软件，面部表情、肢体语言的理解互动更为困难，让每位成员轮流做一个表情或动作，其他成员讨论含义，既可以活跃气氛，拉近距离，同时也给所有人一种示范：关注彼此，投入团体中，以此获得理解与支持。

　　初步拟定的目标和话题可以在开始阶段选择性地讨论，并且领导者随时关注成员的反应，评估舒适水平，了解成员的信任感和安全感。比如问："说到在这个团体中的舒适感，哪个词可以最好地描述你现在的感受？"进一步再问："能谈谈为什么你会这么觉得吗？"

　　最后，鼓励成员说出自己对团队的感受和期待，总结从团队中获得了什么。

　　2）中间阶段或运作阶段（第3~7次会面）

　　在中间阶段，由于成员们对彼此的了解增加，交流的内容更为亲密，而关怀也更为有力，领导者要评估团体获益以及成员的兴趣、投入、信任水平，激发思考，策划不同话题，勾画关键问题，就私人化问题进行深入探索。

治疗中间阶段，成员会开始接受团体有能力理解和支持自己这一事实，而这种接受能够改变以往的认知和情绪体验。随着新的生活事件或适应功能的提高，可能会产生新的中期治疗目标，领导者需要重新检视目标，并对已达到的目标进行表扬，对未达到目标的自尊部分给予支持与保证。领导者需要激发成员自主选择话题，以成员的关注点为导向，同时记住团体的总目标。

中间阶段可以涉及更深更广的话题，比如，自尊、对赞许的需求、死亡恐惧、爱的关系等，从对自己和对他人的感知、态度方面，觉察到自我的变化，改变不合理认知。网络团体可以利用社交软件的分组功能，轻松实现两人或多人小组讨论，再汇入整个团体交谈，既提高了团体效率，又便于私密话题深入展开。

3）结束阶段（第8次会面）

支持性团体治疗的结束阶段对它的成员而言可能是一个充满情感的过程，有些人甚至会由于团体这个支持系统的丧失而感到害怕。因此，领导者应该允许成员们有充分的时间来结束团体，让每个人谈谈自己学到了什么或什么对自己的影响最突出。支持性团体治疗的结束阶段，想象重新团聚是一个极好的练习。之后领导者回顾总结会谈内容，评估进步和交流经验，讨论补充支持计划，处理分离，确保成员离开时有完结的感觉，还要帮助成员把转变应用于生活之中。

（三）艺术治疗

艺术治疗（Art Therapy），是艺术和心理学的交叉学科，属于心理健康领域，是表达疗法的一种，通过运用不同的视觉艺术材料和媒介，如绘画、拼贴、黏土、手工、摄影等方式，进行表达性的创作。不管是创作过程还是艺术作品都有助于改善和提高一个人的身体、心理和情绪的安康。使用图像去表达是人类的天性，早在原始社会，人类就开始使用各种图腾来做象征，并且用岩壁绘画来记录自己的生活，而语言却是后期才逐渐发展的；当我们在描述一件事的时候，脑海里往往是先出现相关的画面，之后信息才被我们组织整理并表达出来。表达我们的想法，这个行为听起来很简单，实际上过程却很复杂，它是右脑连接到左脑的信息处理过程，是把我们左脑中理性、分析、推理、理解、评价等部分与右脑中的记忆、联想、创造、直觉、解决问题、情感、经验等部分连接起来的过程，其中或多或少会遗漏一些重要的潜意识信息，而艺术创作的过程能够帮助我们把这些遗漏或被曲解的信息重新组织整理，并以视觉画面的方式投射到艺术作品中，从而提升自我觉察，加强心智化能力，改善认知，解决内心冲突，缓解情绪压力。特殊时期，我们也尝试了艺术干预活动。

1. 安全感——创造自我安慰的图册

突发公共卫生事件期间，家家户户的生活发生了翻天覆地的变化，我们可能是恐惧的、焦虑的、愤怒的，也可能是无助的、悲伤的、迷茫的，在这段时间里，我们不仅被外部各种信息充斥着，也被过度侵入的家庭关系所困扰着，突如其来的变化和压力把我们打得晕头转向，给我们的自我认知造成了巨大的影响，影响到我们对自己身体的感知、对自己能力的评价、对外界的信任等。然而，在这个时候我们最缺乏和最需要的是安全感和稳定感，因为我们会担心自己和家人的生命安全是否能得到保障，会为如何自处感到困惑。

艺术创作是需要亲自动手的活动，它包括构建、整理、混合、触摸、粘贴、描画、装订、涂色等有形的体验。同时，这些体验本质上是感官的，包括视觉、触觉、运动、声音和其他感觉，这取决于使用的媒介。根据心理学家尤金·简德林（Eugene Gendlin）的观点，这些体验涉及"意感"（Felt Sense），是创造意义的一种方法，也是对环境、人或事件的身体感知。安全感和信任感源于我们的"自知之明"，我们通过这种艺术创作的方法引发对自己、他人、环境的思考，也有助于我们理解自己及周围的世界。

2. 自我效能感 / 自我掌控感——筑梦师（撕纸—拼贴）

突发公共卫生事件之后：我们既需要一些能给我们带来力量感、控制感的体验来提升我们的价值感和自尊，也需要换个角度看待问题，调整心态，找回自我内在的驱动力和能量来源，合理利用现有资源，扬帆起航，重新掌握自己的生活。

帕特·艾伦（Pat Allen）在《从创作开始》（*Art is a Way of Knowing*）一书中写道，艺术创作不仅让我们懂得怎样才算是人、怎样才算活着，而且艺术创作也是让我们了解真实想法的一种方法。我们会在创作过程中，探索自己的情感、思想、经历、价值观和信念。在艺术创作的过程中，我们可以从新的视角来了解自己，也有机会改变那种视角。艺术不一定是美好、符合审美标准的，创作更是多种多样，但在艺术治疗中，每个人都能有一个安全的表达空间，在这里通过自己适合或喜欢的方式进行创作，释放内心复杂矛盾、不被接纳的情感。艺术能够包容相互矛盾的因素，这使人们可以整合矛盾的思维、情感和体验。

（周婧珑、杨琴、杨帆执笔）

本章参考文献

[1] 曹梅艳, 陈颖琼. 重大危机创伤后的自我认识分析和应对方式的探讨 [J]. 社科纵横:新理论版, 2013, 12（28）: 195-197.

[2] 陈黎明, 盛鑫. 在创伤后应激障碍治疗中认知疗法的应用 [J]. 教育教学论坛, 2015, 4（16）: 76-77.

[3] 焦隽. 社会重大应激事件应对中大众心理变化及应对策略研究 [J]. 兰州石化职业技术学院学报, 2020, 20（2）: 69-72.

[4] 李成齐. 创伤后应激障碍的认知行为治疗研究进展 [J]. 医学与哲学:人文社会医学版, 2011, 32（01）: 35-37.

[5] 刘捷. 突发公共卫生事件的大众心理变化及应对思考 [J]. 发展研究, 2011, 9: 125-128.

[6] 王晶晶. 消极情感、认知易损性和消极生活事件对青少年抑郁形成的作用 [J]. 才智, 2013, 000（018）: 222-222.

[7] 吴文意. 自我认知对自我效能影响的自我情绪中介作用:模型与干预 [D]. 兰州: 西北师范大学, 2018.

[8] 徐慰, 尉玮, 何丽, 等. 创伤经历者的认知改变对社会支持与创伤负性后果关系的中介作用 [J]. 中国临床心理学杂志, 2014, 22（003）: 433-436.

[9] 杨发辉, 刘宇真, 秦倩倩, 等. 认知行为治疗干预替代性创伤个案报告——以一位汶川大地震救援者为例 [J]. 四川精神卫生, 2018, 31（02）: 28-30.

[10] 张迪, 田雨馨, 伍新春. 突发公共卫生事件中的隔离:心理反应与影响因素 [J]. 华南师范大学学报（社会科学版）, 2020（4）: 31-41.

[11] Aldao A, Nolen-Hoeksema S, Schweizer S. Emotion-regulation strategies across psychopathology: a meta-analytic review [J]. Clinical Psychology Review, 2010, 30（2）: 217-237.

[12] Arnold W, Richard N, Rosenthal, et al. 支持性心理治疗导论 [M]. 程文红, 译.北京: 人民卫生出版社, 2010.

[13] Čavojová V, Šrol J, Jurkovič M. Why should we try to think like scientists? Scientific reasoning and susceptibility to epistemically suspect beliefs and cognitive biases〔J〕. Applied Cognitive Psychology, 2020, 34（1）: 85–95.

[14] Edwards D. Art Therapy〔M〕. California: Sage Publication, 1988.

[15] Gupta N. Singing away the social distancing blues: art therapy in a time of coronavirus〔J〕. Journal of Human Psychology, 2020, 00（0）: 1-11.

[16] Jacobs E E, Masson R L, Riley. 团体咨询的策略与方法〔M〕.洪炜等译. 北京: 轻工业出版社, 2000.

[17] Rubin J A. Introduction to Art Therapy: Sources & Resource, 2nd Edition〔M〕. Taylor & Francis Group, 2009.

[18] Malchiodi Cathy A. The art therapy sourcebook〔M〕. McGraw-Hill Contemporary, 1998.

[19] McCann L, Pearlman L A. Vicarious Traumatization: A Framework for Understanding the Psychological Effects of Working with Victims〔J〕. Journal of Traumatic Stress, 1990, 3: 131-149.

[20] Sonnone A, Rochford J S. Wellness at universities: a group art therapy approach〔J〕. Journal of College Counseling, 2020, 23（2）: 168-179.

[21] Susan I, Buchalter. Art Therapy Techniques and Applications〔M〕. Jessica Kingsley Publishers, 1988.

[22] Predatu R, David D O, Maffei A. The effects of irrational, rational, and acceptance beliefs about emotions on the emotional response and perceived control of emotions〔J〕. Personality and Individual Differences, 2020, 155（3）.

[23] Williams M B, Poijula S. 创伤后应激障碍自助手册〔M〕. 张进辅, 译.重庆: 重庆大学出版社, 2011.

[24] Williams M B, Watkins B E. 精神创伤之后的生活〔M〕. 田成华, 译.北京: 中国轻工业出版社, 2001.

[25] Williams P. ONEBird: Integrating Mindfulness, Self-Compassion, and Art Therapy（ONEBird : Intégration de la pleine conscience, de l'autocompassion et de

l'art-thérapie）［J］. The Canadian Art Therapy Association Journal, 2018, 31（1）: 23-32.

第四章

重大公共卫生事件中的人际关系

• • •

在重大公共卫生事件的影响下，我们重新审视了人际关系的深层意义。本章将探讨灾难如何重新塑造我们的社会互动，怎样在距离中寻找彼此的连接，以及如何在危机中保持人性的温暖与伟大。我们将一起看到，即便在最孤立无援的时刻，人与人之间的纽带也能展现出不凡的力量。

一、人际关系概述

心理学主要是以研究人的心理活动为主的科学，而人的心理活动除了认知、情感、行为等个体心理层面之外，还有很重要的方面是研究个体与个体之间，以及群体内或群体之间的相互作用，这也是本主题主要讨论的方面。

（一）人际关系相关概念

1. 人际关系的概念

人际关系指人们在人际交往过程中产生的关系。人际关系包括认识、动作和情感等成分。这些成分中，认知部分是对人际关系觉知的结果，行为部分是所展现出的表情、言语以及肢体部分，情感部分是情绪上的表达和评估。

人际关系是关于人与人之间关系的学说，人与人的相互作用组成社会关系，因此人际关系表现在社会关系的各个方面，它们是一组相互影响、相互作用的概念，表现为社会关系帮助个体完成自己的社会职责，维系社会的正常秩序，而人际关系维系着人与人之间的情感联系，同时也维系着社会的内在平衡和稳定。

和谐的人际关系，有利于满足人们心理和交往的需要，有利于发挥人们的积极性和创造性。影响人际关系密切程度的因素有以下四种：

第一，距离远近。人与人之间在地理位置上越接近，越容易发生人际交互关系，相互建立紧密的联系。

第二，交往频率。相互交往、接触次数越多，越容易形成密切关系。

第三，观念的相似性。人与人之间有着共同理想、信念、人生观和价值观，对特定问题有相同看法和观点，更容易形成密切关系。

第四，兴趣爱好的一致性。兴趣爱好相同的人在一起不仅有共同语言，而且谈话投机，彼此可以从对方处得到教益和启发，因而容易形成密切的人际关系。

2. 人际关系的相关理论

学术领域关于人际关系的理论较多，且各自的理论强调的是人际关系的不同维度和方面。人际关系中，比较多的理论强调的是人际关系中的互动，即关系中的双方产生互动就是一种人际关系。这方面的理论包括社会学习理论、人际交换理论等。此外，还有的理论偏向于强调人际关系的实质是一种系统，一种关系就是一个系统，简单的人际关系是一个简单运行的系统，复杂的人际关系也可以看作一个复杂关系的系统。

本章节的重点是讨论重大公共卫生事件中的人际关系，因此，会更注重人际关系中在这种特殊情况下的内心需求，重点关注人际关系和交往需求方面，下面将先介绍相关的人际关系理论，即马斯洛的需要层次理论和库茨的人际交往需求理论。

1）需要层次理论

马斯洛作为心理学三大流派之一的人本主义代表人物，其代表理论就是需要层次理论。该理论的核心阐释了人的生存和发展的各种需要，包括物质性的需要和精神性的需要，即包括生理需要、安全需要、爱和归属需要、尊重需要，以及自我实现需要。虽然这些需要并没有直接联系到人际关系的部分，然而任何需要都有社会性的部分的体现，同时也受到社会属性的限制，相关需要的满足，同样需要在人们的社会交往中得以实现。

这些需要中，最为高端的是自我实现需要的满足，也同样有赖于人际关系的体现。马斯洛所提出的自我实现需要，是指人自身的潜力和优势实现发挥的过程，在这个过程中必须有社会需求的诉求，或者通过社会比较和社会评价进行体现，并且这个过程中或多或少地存在人际的相互学习和支持。

2）人际交往需求理论

心理学家威廉姆斯·库兹（William Schutz）提出，人际关系过程中有三个方面的需求，即爱、归属和控制，这些需求是人际关系发生的动力，推动了人际交往的实现。

理论中的三种心理需求，反映出人际交往是人的内心需要，相关需求展示恰当的认识和表现时，即在人际交往过程中展现出适度的爱、和谐的归属和适当的控制，会形成良好的人际关系；而在人际交往中表现出过分的亲密或冷漠、疏离自我以及过分控制，则会产生负面的人际关系影响，无法得到人际交往中心理需求的满足。

总的来说，人是既具有自然属性又具有社会属性。人类的自然属性为人的交往活动准备了前提条件，而人类生活的社会属性的发展，则是促使人际之间建立密切的交往和发展关系的决定性环节。

（二）特殊情况下的人际关系呈现

人际关系不仅仅受内在的人际交往需求的影响，同时也受到外部环境的影响。在危机下，人与人之间的关系受到这样一种无法避免的外部环境的重大影响，因此，在这种环境背景下，人际关系也呈现出一些特殊状态。

1. 重大公共卫生事件中的人际关系状态

既往的研究中发现，危机对于人际关系的影响较为明显。国内相关研究内容主要运用的是 90 项症状清单（SCL-90），应用该量表中的"人际关系敏感"维度，作为测量人际关系问题的指标。该指标主要是指某些人际的不自在感与自卑感。在人际交往中的自卑感，以及人际交流中的不良自我暗示，消极期待等都是人际关系问题症状的典型原因，会影响人际交往的质量，影响人际关系的形成和维系。

针对 2003 年非典时期的相关研究显示，在患者群体、医护人员群体，以及大学生群体中，人际关系敏感的维度都显著大于对照组。

针对非典时期的 SARS 患者的心理健康状态调查，发现其在人际关系敏感维度上显著高于普通人群，不仅是 SARS 患者，另一个针对神经外科住院患者的调查，也呈现相同的结果。而针对应对危机和之后休养的医护人员的调查发现，在人际关系敏感维度均显著低于常模，即医护人员更多呈现较为麻木的人际关系状态，这也许和医护人员的职业防御有关系。而针对当时隔离和之后的大学生群体的对比研究，则显示该群体的人际关系敏感维度在隔离时期影响不明显，但隔离之后该维度与心理健康状态呈现负相关。综合上述研究的结果表明，在这些群体中，由于非典疫情的影响，无论是患病者群体中，还是在医疗相关的群体，以及非医疗相关的群体，人际关系都受到一定影响。

曾婷等在关于探索病毒感染医学观察场所一线医护人员心理健康状况的研究中，通过自编问卷和访谈形式进行调研，对医学观察场所一线医护人员的现状、认知、情绪和需求四个维度进行调查。结果发现医学观察场所一线医护人员中有 95.0% 担心自己或家人同事会被感染，70.0% 担心自己感染后会传染给家人，人际关系方面，60.0% 表现为戒备心增强。由此可见，公共卫生事件对一线医护人员的人际关系影响较大，不仅使得医护人员对身边的亲人过度担心，同时，也会影响医护人员在人际关系中的表现，影响该人群的正常人际沟通和交往，也从而影响该人群的心理健康状态。

朱华蓉等在医疗救治定点医院临床护士的心理应激现状及其影响因素研究中，对某医疗救治定点 530 名三级甲等医院的临床护士进行心理健康状况调查。调查结果发现，危机应对期间临床护士 SCL-90 总得分高于全国常模，其中阳性因子均分最高的前 3 个因子依次是精神病性分、人际关系敏感分和敌对分。即阳性因子高分项目中，有两个项目会影响到研究群体的人际关系部分（人际关系敏感和敌对）。可以推测，该群体在医疗救治定点医院这样的心理应激环境下，不仅影响到护士群体的心理健康水平，而且容易产生人际敏感状态，也容易对周围人员产生敌对的心理，这样的心理状态可能会影响到护理工作的开展，也会间接影响到护理对象，即患者的心理状态和治疗效果。

2. 隔离状态下的人际冲突

由于人际交往是内在的心理需求，在这样一种不得不被隔离的状态下，人际关系更容易倾向于负性的结果导向，导致较多的人际冲突产生。人，归根结底是一种社会性动物，有较强的人际社交需求，当这种心理需求因一些特殊情况得不到满足的时候，势必会激发我们自己的负面情绪，从而增加人际冲突的概率。

在防止公共卫生事件进一步扩大的过程中，相关人员的人际交往会受到一定的限制，只能通过电话、网络等方式与家人或朋友沟通，接触到的也仅仅是隔离点的工作人员或医院的医务工作者。很多人际交往的情感需求会受到一定的限制，造成相关人员一定的心理困扰。

另外还有一种情况是，因为防控，人们大多被进行隔离，正常的工作和学习受到一些限制。虽然在一定程度上增加了熟悉的家庭成员等人际交往的频率，但与此同时，也因为这样的环境，人员之间的个人空间也受到影响，大家不得不朝夕相处，增加了人际冲突的发生概率和可能性。

3. 突发状态下的新人际关系特点

在公共卫生事件初期，普通市民的相关生活需求，需要社区服务的志愿者进行帮助。各个社区在相关区域内或以单元为单位进行志愿者招募，并提供志愿者相应的采买资质，以及提供相应的防护物资。在这样的情况下，市民为了获得相应的生活物资，就需要和自己区域内的服务志愿者建立人际关系。这是一个较为被动的方式，也是环境影响下所产生的新人际关系类型。

小区居民和社区街道工作人员，原本不算是一种新的人际关系。小区内生活的居民，原则上在小区生活的过程中，或多或少是需要和社区街道工作人员打交道的。但由于之前政府工作机制的改革，社区街道设立了政务服务大厅等便民机构，很多既往需要通过社区街道相关的生活服务，可以通过类似的机构实现，因此，和社区街道的工作人员的联结需求就自然而然减少。小区居民和社区街道工作人员的关系实质和内心需求发生了相应的改变，也算是一种新的人际关系产生。

综上所述，在特殊情况下，会产生一些新的人际关系类型，同时，也会促进和改变一些原有的关系，转变成为另外的关系类型，也可以理解为是形成了一种新的人际关系。

二、重大公共卫生事件中人际关系的特点

在正常的情况下，人际关系会呈现出一些相关的特点。比如，人们期待人际关系交往的对象更为真诚、期待人际关系更加平等以及期待人际交往对自己是有价值的，能够用自己的价值在人际交往过程中进行交换。人际交流的情境包括交往的内容、方式、心理控制等方面，情境不明确或达不到对情境的把握，会引起机体的强烈焦虑，并处于高度紧张的自我防卫状态，使人们倾向于逃避。

这些是正常情况下的人际关系所呈现出的一些特点。然而，重大公共卫生

事件中人际关系的特点，会根据人群和环境的不同，呈现出一些不同的特点，下面将根据一般的人际关系情况和新产生的人际关系情况进行特点介绍。

（一）一般人际关系

一般人际关系，是指普通人在此过程中需要面临的人际关系，其中包括家庭关系以及之前提到的社区关系。

1．家庭关系

包括患者的家庭关系、病亡者的家庭关系、一线工作人员的家庭关系，以及其他家庭关系，呈现出相应的人际关系特点。

1）患者的家庭特点

患者家庭需要面临的是隔离的情况，在隔离状况下，人际关系处于一种极度矛盾的状态中，既有对家人的关心和惦念，同时也担忧害怕传染给家人。这种矛盾的人际关系，是患者在隔离和治疗期间的主要人际关系特点。在治愈后，患者仍要面对部分家人的不接纳态度，这种不接纳与家人对疾病的基本态度有关，比如，不清楚传染性或者对疾病本身很恐惧，另外也有可能是原有家庭关系的矛盾的具体体现。

在我们实际工作和调研的过程中发现，一线工作人员的家庭关系在本次事件中，也呈现出一些特点。即使预知到医务工作的危险和对家人的担心，仍表达支持的态度。

虽然作为医务工作者的家属对于这样的危险状况多半已经做好了心理准备，但群体的恐惧焦虑情绪，势必要影响到个体的情绪状态。因此，也会对医务工作者的高危风险产生愤怒，对过于忙碌而无法照顾到家庭心怀怨恨，以及由于特殊状况而无法分担家庭责任的埋怨怀有负面情绪等，从而也对家庭关系的和谐稳定起到了一定程度的影响。随着整体大环境的改善，家庭关系也随之发生改变，尤其是社会逐步关注医护人员、各类媒体表达对于医护人员及其家人的敬意时，也有助于医护人员家庭状况的改善。

2）夫妻关系两极分化

除了我们刚才提到的医护等特殊家庭情况之外，其他的普通家庭也会遭遇到相同的情况，由最初的不理解或矛盾激化的情况，随着社会秩序的恢复，家庭的日常生活也逐步恢复到平静。然而，也有家庭因为以往的困扰和矛盾被激活、放大，造成了家庭关系破裂。

此类离婚有多个原因：其中之一是此前不能办理，积聚了不少，出现集中处理的情况。另一个是刚结婚时看到对方的优点比较多，平时工作忙，对对方的细节了解不够，多日居家时朝夕相处，一些缺点和不足之处就暴露出来了。还有则是年轻人对婚姻抱着"不行就离"的观念，而不是去想着解决问题、修复关系。实际上很多离婚案件并没有涉及原则性问题，也没有"三观"不合，大多数的婚姻家庭矛盾其实来源于双方的生理和心理差异，加之没有进行有效沟通，使得矛盾激化从而引发婚姻危机。

专家普遍认为，重大突发公共事件只是在一定程度上加剧了婚姻中的夫妻矛盾。由于夫妻之间的相处时间拉长了，把工作和生活全部浓缩在了家庭内部，更容易产生矛盾；其次，很多原本独立生活的夫妻，其间被迫与长辈同住，彼此的生活习惯、价值观的差异容易起冲突；很多人会产生焦虑、恐惧等负面情绪，当负面情绪无法自我消解时，家人就容易成为倾泻负面情绪的对象，由此引发矛盾。此外，家务分工、养育孩子及家庭收入锐减，也是造成婚姻频频预警的原因。

由此可以发现，虽然对家庭关系有一定的影响，但多半不是根本因素，而更多是起到了一个家庭原有问题或矛盾的催化剂，在这种催化作用下，既可以引导家庭去面对问题和寻求解决问题的途径，也有可能成为压垮家庭的最后一根稻草。

2. 社区关系

社区和街道作为居民居住的基本管理单位（乡镇有些是以村为单位）在危机期间，能够发挥巨大作用。然而，因为城区内的社区和乡镇的村子在建设情况、条件配置、人员数量等因素的差异，也在危机中呈现出一些特点。

1）城镇社区情况

经过国家城镇建设发展，城镇成为居民群体的主要生活和工作的聚集地。这种环境是人际关系表现的突出地区，形成了一些较有意思和代表性的群体人际关系特征。

比如，在居家隔离的日子里，意大利人也多次相约在阳台上唱歌舒缓心情。

2）农村相关情况

和城镇的生活习惯不同，平时农村就比较注重邻里关系的走动，尤其是在春节这样的时间节点，更容易出现人员聚集的情况。而通过标语进行规劝，在一定程度上，可以遏制农村人员流动的频率，有效降低传染的风险。

因此，在人际管理过程中，针对不同环境，以及对不同文化背景的接受程度，去制定相关的管理规范，是有效降低人际互动中抵触心理的有效方法。

（二）新产生的人际关系

1. 方舱医院内的人际关系

在危机应对过程中，方舱医院这种灵活机动的临时医院，成了收治轻症患者的主要场所。而这样形成的一个"新鲜事物"，也带来了新的人际关系模式。

方舱医院像"围城"，舱外的病人想进舱，因为这里起码有药吃、有医生看；一旦进了方舱，目标就转成了"想出去"，期盼能痊愈出院。因此，方舱医院构成了一个新型的人际关系模式，在这个人际关系模式中，由于极为特殊的外在环境，产生一种独特的关系模式，患者和医护人员要比以往的医患关系更加和谐。

2. 网络关系

由于隔离，现实中的面对面交流受到了巨大的限制，而对于人际关系的需求，则开拓了网络关系的巨大发展。这其中不仅仅维系和改善了既往的人际关系模式，也通过互联网络，发展出了新的人际关系。

随着危机的持续，越来越多的人找到这样的网络"组织"。在一段时间内，为了管控人员流动，商超只接受团购客户，不对个人销售。社区方面开始招募群众里的志愿者，也有人自告奋勇成为志愿者去对接商超，并自行开车去商超自提货物回小区分发。因为群内大多都是同一个小区的邻居，大家不仅在这个过程中"共度世事艰难"，也分享各自的生活体验，增进群内邻里的正能量气氛。

3. 与宠物的关系

当今时代，由于生活物质条件的增长等因素，越来越多的家庭或个人饲养宠物作为生活的调剂，甚至将其作为家庭的成员对待。宠物在一定程度上作为现代独居年轻人的生活陪伴对象，能够增强个体的心理陪伴需要。然而在危机期间，由于各种限制等因素，很多居家宠物变成了危机下的"留守宠物"，也产生了一定的问题。

救助或寄养的麻烦只是人和宠物关系的一个方面。

以往许多人会将宠物看作"亲人"，在这样的特殊情况下，由于它们不能像真正的人类那样照顾自己，也较难通过正当的途径进行求助，这些情况也会使得我们和心爱宠物之间的正常关系模式受到影响。

三、重大公共卫生事件中人际关系问题的类别

有人存在的地方，就会产生交流，在交流的过程中，就会有矛盾。如前所述，人际关系中，双方都会对关系有所期待和需要，如果这种需要得不到表达和满足，就会影响人际交往的质量，甚至产生问题。以下介绍中，有些是在日常生活中会产生的人际冲突，在本次事件中尤为突出；有些则是在日常情境下不易产生的冲突情况，但因危机而增加了人际冲突的可能性。

（一）家庭冲突

公共卫生事件的发生打乱了居民正常的生活节奏，让家庭成员比平时更紧密地生活在社区单元格中。一方面，家庭成员中个人防护意识强弱不同、卫生习惯认知不同、恐慌程度不同，容易引起家庭摩擦；另一方面，受事件影响，在复工还是居家、居家上网课的孩子谁来照顾等实际问题上的分歧造成了情感隔阂。

1. 家里年轻人和老人的冲突

过年过节期间，使得平日里"不常回家看看"、在外地工作的成年子女能有时间回到家里与父母团聚，这本来是很令人期待的时光。然而因为危机的到来，这样的美好时光不断地延长，两代人或三代人之间的生活模式和习惯的冲突就会越发明显。

无论年龄层次如何，人们都需要花很长的一段时间，才能够磨合出大家都舒适的一种相处模式。然而，让所有家人共同住在一个小空间里，尊重各自的私人空间，其实是一件极其不容易的事情。

2. 亲子冲突

很多家庭都会经历这样的场景，父母会发出三餐顿顿不落的催促，"吃早饭了""吃午饭了""吃晚饭了"，还有"一天到晚就知道玩手机"的唠叨。心理老师提出，这种关系变化的原因是父母试图通过不断地替孩子做事情，来增加对自己价值的感知。一方面在不断抱怨凡事要操心，但如果真有一天不再需要操心的时候又会失落满满。处理这种情况的关键是给父母安全感，让父母相信自己是有价值的，自我接纳和认同非常重要。

亲子矛盾的产生很多时候也源于家长对孩子的控制欲，以及在这个过程中暴露出的情绪管理和情绪控制能力的缺陷。例如，家长规定孩子去做一件事，孩子可能拖延了一会儿还没有做，家长就觉得不可以，于是开始从头到尾地指责，翻旧账，把自己的情绪问题发泄到孩子身上，而不是真正地询问是什么情况导致了孩子在拖延，这样也失去了和孩子真正沟通的机会，从而导致双方都进入了不冷静处理的情况，争吵也在所难免。

如何处理好亲子关系呢？首先，家长不要让自己的焦虑情绪影响到孩子。当家长自己感到焦虑时，就要把自己和孩子隔开，找一段时间留给自己，让自己去消化负面、焦虑的情绪。其次，家长在给孩子安排日程时，要留出孩子自主的时间。让孩子有规律地作息，有时间去学习，这是非常好的做法。但同时家长也一定要注意，在给孩子制定日程表的时候，一定要留出一些让他们做自己喜欢事情的时间，让他们愿意做什么就做什么，愿意怎么做就怎么做。只有这样，孩子才能得到真正的放松。最后，在孩子成长过程中，家长需要找准自己的角色站位。特别是对待处于青春期的孩子，要用成年人的态度去沟通和交流。处于青春期的孩子需要独立的空间，这时候家长最应该做的是培养孩子自我管理、自我调节的能力。

其实，家长可以好好利用这段与孩子相处的时间，学习如何了解孩子的真实感受，练习如何与孩子进行更有效的沟通和交流，锻炼自己的情绪管理和情绪控制能力。同时，也要给自己和孩子都留出足够的空间，不去过分打扰孩子，也不让自己被别人打扰，做到全方位的心理成长。

3. 夫妻冲突

夫妻待在一起的时间长了，亲密关系也会产生矛盾。

"你就不能帮我带带孩子吗?""一天到晚就知道玩手机、打游戏"……以上这些，是夫妻间平常的矛盾和冲突的内容。然而，平常因为伴侣上班或有其他的事情，倒也不觉得有什么，但隔离在一起时自己还是"丧偶式带娃"，矛盾一下被激化，妻子可能开始质疑——他到底为这个家庭作出过什么贡献?

如此的沟通模式，尤其是带有很强愤怒和指责的沟通，矛盾不但得不到解决，而且肯定是要被激化的。在这个时候，建议夫妻间的沟通可以是:"你可以帮忙给孩子洗澡吗? 或者你可以选择洗碗?"把选择权交给对方，至于他完成的方式，就不要过多干涉，这样的沟通更容易有效果。

4. 隔离产生的矛盾

很多人因为发热、密切接触等缘由而被迫接受隔离，而这些人之中，有对各自的家庭起到关键协调作用的人员，而在接受隔离的过程中，家中的支柱无法起到应有的功能，因而也加剧了家庭中人际关系的矛盾。

其实，隔离本不是造成人际困扰的核心因素。然而，由于既往人际关系模式的适应性，很多人忘记了"我自己"在人际中可以发挥的作用，而更多借助他人的调节。如果可以协助调节的助力被隔离了，首先想到的却还是努力"揪着"这个助力不放手，造成了人际关系更加紧张的状态。因此，隔离如同危机状态，它既是一种对我们既往人际关系的威胁，同时也是我们反思、调整和发展我们关系的机会。

（二）社区冲突

如前所述，社区是我们生活的最小单位，在这样的单位里，我们会有各种接触。面对突发的重大公共卫生事件，各类摩擦无可避免，容易形成各种人际关系的冲突。

1. 邻里冲突

1）邻里之间的生活差异

巴西物业管理者协会公布的一项调查显示，公关危机爆发后，邻里之间的投诉数量增加了两倍，很多投诉最终演变成了法律诉讼。据报道，大部分的投诉和公寓中的噪声有关，其次是人们不遵守隔离规定，比如，住户在家中开派对，或试图闯入被关闭的公共区域等。此外，造成冲突的另外一个主要原因是人们在公寓阳台上的活动，比如，烧烤时烟雾传到隔壁家中、在公寓大楼墙上投映电影等。"危机并没有激发邻里之间的新冲突，只是加剧了现有的冲突。大部分住户不得不在家中待更长时间，去应对无聊、家庭生活中的问题和经济困难，这最终让人们情绪出现问题。"巴西物业管理者协会主席反馈说。

报道称，房产管理员和物业都尽力避免让这些冲突转化成司法程序，物业协会也启动了公寓冲突调解程序。行业协会律师表示，调解始终是推荐的解决方案，可以为涉事人员节省开支，并维护大家的福祉。

2）邻居家的熊孩子

很多学龄儿童在家上网课。这些精力旺盛的小家伙们，在家不太可能闲得住，家长又不放心让这些"神兽"去楼下活动，因此会造成很多邻里之间因为孩子而引发的冲突。

遇到这种情况，很多人要么是直接去楼上家中反映，要么是通过物业人员或小区所在的群里反馈，还有的动用其他的方式进行"反击"。当然，孩子有自己的成长属性，而在这个时候，家长的教育和管束也是十分必要的，应尽量管控孩子的作息时间和活动区域范围，不要因孩子的不当行为，造成邻里更多的冲突。

2. 与小区、物业等的矛盾

小区、物业等作为身边的管理者，在危机期间付出了巨大的辛劳，也起到了很多关键的作用。然而，居民对此的感受却不一样。有的人则认为小区管理较为松散，对待防控的态度懈怠，让自己感觉不安全；而有的人则认为小区管理过于严格，严重影响了自己的正常生活，让自己感觉很恼火。在这样两种极端的态度之间，较多的管理和被管理的矛盾，就无法避免了。

（三）其他关系问题与冲突

在突发的公共卫生事件中，我们和陌生人的关系也逐渐发生变化。一种是因为地域原因，对远方的陌生人有一些不好的认知、言行和情绪。这是由危机恐慌引起的，随着危机的结束，这种情绪会逐渐消失。另一种是我们身边的陌生关系，通过这次危机获得了一次重建。

四、重大公共卫生事件中人际关系问题的干预方式

因危机的缘故，很多心理问题的干预和解决有方式上的改变，比如，更多寻求线上的解决方式，如网络或热线；有些通过社会支持等方式解决相关问题；还有是借助原有的一些干预方式解决心理问题，如关系调节技巧，认知行为疗法等干预和治疗方法。

（一）心理热线干预

1. 心理热线本身就是一种人际关系的方式

在心理热线最初的阶段，很多人拨打电话过来，并不是倾诉心事，而更多表达的是寻医问药的事情，甚至只是询问"何时能够恢复正常生活秩序"这些他自己也知道得不到答案的问题。而拨打这些电话的人员，并不是无理取闹，而是他知道，无论如何这个电话可以打通，可以和电话那头的人进行交流，自己的想法和疑惑，以及焦虑、愤怒等情绪，有个可以表达和发泄的地方。这时的心理热线，作为一个稳定的人际关系方式而存在。

其实热线接听的过程中，有很多来电者都是抱着这样的一个诉求，只不过他们没有如同这位同学如此神秘而已，但每一位接听热线的老师，都会保持最大的热情，接听拨打过来的每一通电话。

2. 心理热线作为危机干预的生命通道

除了打电话希望有一个回应的期待之外，也有部分人员，他们徘徊在生命的边缘，在这个痛苦的过程中，希望能够有一个力量把自己拉回去，于是，他们在那一刻拨打了心理热线。

在热线和临床的干预中，有一个这样的案例：

来电者小陈，就读初二。接线员仔细询问，得知去年她因为有自杀经历，在当地的专科医院进行过住院治疗。而打电话的当下，小陈同学就在自己家里的 28 层楼窗户边，说自己"这次决定了"。接线员立即劝她离开窗户走到房间安全处，几次均被她拒绝；接线员再劝她让父母接电话，她担心被爸爸骂，又几次拒绝。

多次尝试未果，接线员表示作为一个陌生人很担心她，继续与她保持电话沟通，特别是会一遍遍叫她的名字。接线员在全面挖掘她的内外资源，寻找社会支持系统，如让她谈谈对她不错的老师，她的班主任老师在她生病期间如何关心她，给她发短信，给她补课；其他老师也关心她；还有好朋友是如何关心她情况的等。同时，接线员还发掘她的喜好以及积极的方面：在她反馈自己喜欢数学和物理、尽管生病也在坚持上课，以及画画多次得奖，甚至得过一等奖时，接线员表示欣赏，并及时肯定她的聪明和坚持。这个时候，小陈也反馈了自己的困扰，自己本想当画家，由于爸爸不同意她画画才放弃，让自己感觉很绝望。接线员给予她支持和安慰，取得她的信任，并获取了她妈妈的手机号码，接线员此时较为紧张，担心她随时挂断电话。

而与此同时，接线员启动危机干预路径，通过微信联系热线团队负责人老师，建议危机接警老师联系她的家人。危机接警老师马上联系她的母亲，事后接警老师反馈"当时电话打通了，妈妈接的，当告知我们了解的信息后，妈妈和孩子不在一间房里，不知道孩子的状况很糟糕，我们建议立刻去看看，并告知目前状况很危险，需要24小时监护，必要时就诊看医生"。

在两次确定小陈的情绪稍微平静了一些后，接线员再次劝她离开窗户，走到房间里来，她答应了，并坐到床边。接线员仍然不放心，建议她让妈妈来接电话，并在电话里反复强调"我在线，我一直等你哦，你别挂断电话"。她同意叫来了妈妈，接线员给她妈妈强调了以下几点：即告知母亲小陈风险很高，家长需要寸步不离，24小时监护；严格遵医嘱按时按量服药，坚持定期复诊；并对妈妈进行心理教育，孩子的问题大多是家庭的某个部分出了问题，建议接受家庭治疗，家长要学会改变。

在关系中，我们获得情感和力量，同时这种情感和力量有时候也会让我们感受痛苦，而当我们无法接受这样的痛苦时，可能会采取一些较为危险的行为，这时心理危机干预热线是一个将我们拉回到现实层面的有力手段。我们热线要表达的一种态度是，即使现在你感觉很痛苦，也可以看看有没有其他解决的途径，"而在任何时候，我们都不支持以自杀的方式"去解决痛苦。

（二）社会心理支持

社会心理支持，是一种在紧急状况发生后，针对这些情况较为广泛的一种心理支持。社会心理支持包括社区内外所做的种种努力，让社区成员（团体、家庭、亲戚、同辈、邻居或其他有共同利益的人）参与影响他们自身及未来的所有讨论、决策与行动中。社区可能会有很多小群体，他们有不同的需求，并常常会在争取影响力和权力上相互竞争。真正协助社区参与需要了解当地的权力结构和社区的争端类型，应与不同的小群体一起合作，避免赋予某个特定群体更多的权力。

以上的概念是联合国教科文组织对于紧急情况下的社会心理支持的定义和解读，这个解读中，包括卫生部门在内的所有部门肩负着促进社区动员和支持的共同责任，并且需要促进社区自助和社会支持，以及确定自然发生的社会心理支持和应对及应变的资源。相关文件中，还提出在适当的情况下，积极鼓励那些受紧急事件影响的人员，包括为身处最危险境地的人们提供支持的活动，以及提供额外适当的倡议活动。文件中解释道，在极端事件发生后，拥有对生活的部分控制权，将有助于人们的精神卫生和社会心理健康的活动。

对此，还提出一些卫生服务应考虑的相关行动，如与患者交流，对其健康状况和卫生部门内外的相关服务给出清晰、准确的信息；以支持性方式传递坏消息，妥善处理愤怒、非常焦虑、自杀性、精神病的病人，以及妥善处理和应对求助者分享极其私人和情感事件方面的基本知识；通过帮助人们澄清自己的问题，集思广益寻找处理方法；实施社会化法律服务；考虑和实现对儿童的照顾；主要通过非药物方法处理医学上无法解释的身体病痛（如躯体化等身心问题）；对有需要的人员实施心理急救等。

社会心理支持，是针对灾害、疫情等紧急公共卫生事件，提供心理服务的一种适用模式。我们深深地感受到，尤其是在初期的心理救援过程中，专业性的心理服务，更多提供的是心理支持，而非心理治疗。因此，希望在后续心理救援过程中，分清楚服务的范围和方式，能够更有效地提供紧急情况之后的心理恢复工作。

（三）家庭关系调节

家庭治疗，是以家庭关系为主的治疗方式。从前面的内容介绍可知，在危机期间，家庭中的矛盾发生得较为频繁，既有因为危机这样的特殊情况导致的相关问题，也有家庭原有的问题在危机下被激化，导致了更为严重的冲突。

1. 家庭治疗的流派和相关理论

家庭治疗形式多样且流派众多。以下对较为主流的家庭治疗流派进行相关介绍，帮助读者进行理解。

1）支持性家庭治疗

支持性家庭治疗针对遭遇困难的家庭给予适当的心理支持，以帮助其渡过家庭面对的难关。支持性的家庭治疗可应用于以下情况：家庭正处于严重的心理打击或创伤中，需要特别的支持；家庭面对离婚、子女离家出走、增添家庭成员等家人不知所措的情况；家庭成员得了慢性或残缺的躯体或精神上的疾病、家人无法面对等情况。

支持性家庭治疗的方法，主要是提供情绪上的支持与安慰，以及提供相关的知识，寻找适合家庭的应对方式，帮助其渡过危机。

2）认知行为家庭治疗

这种家庭治疗模式，是依据行为治疗模式，利用学习的原理来督促家庭成员改善其行为和功能，行为治疗的重心就是让大家有意识地改变原有的行为反应，决定奖励或惩罚的条件，定时操作，形成良好的行为模式。一般说来，家庭里有许多年幼者更适合行为家庭治疗。

3）结构性家庭治疗

此类型家庭治疗的重点，是针对家庭的结构、组织、角色与关系等方面出现的问题进行纠正。特别是针对家庭的特殊情况，如家庭在结构上及组织功能上有缺陷的状态，即目前社会上常见的缺少父亲，或父亲只偶尔回来，只有依靠全职太太来维持家庭、管教子女；以及缺少家庭应有的"职级"，比如，较大的孩子取代父母的职权、过分依赖或宠爱孩子等情况。在这些情况下，需要治疗师通过重建起家庭的结构，帮助调整家庭，回到正常的结构和关系。

4）系统性家庭治疗

系统式家庭疗法以系统论、控制论、信息论和激进构成主义认识论为指导思想。20世纪50年代初，贝特森（Bateson）等人提出描述精神分裂症家庭交流模式的"双重束缚"理论，他们关注此时此地存在着的家庭人际互动现象与家庭成员内在心理活动的关系，把家庭这一基本而普遍的人际系统视为治疗单位，并认为家庭并非由个体简单叠加而成，个体间及个体与环境间通过基本的信息反馈机制相联结；人际交流不仅含有"内容"，且更重要的是传达"关系"性信息；关系网络及家庭外的更大系统制约家庭中个人的心理、行为；家庭成员的症状性行为具有人际意义，其功能在于维持系统的内稳态，或引起系统本身自我组织方面的重大变化。因此，治疗也是构建一个新的规则和内稳态的过程。

5）萨提亚家庭治疗模式

萨提亚模式是提高个人的自尊、改善沟通及帮助个体显得更"人性化"的治疗模式，治疗的目标是个人达到"身心整合，内外一致"，从而实现家庭的和谐和稳定。

在萨提亚模式中，包含如家庭雕塑、影响轮、团体测温、心理脐带关系等，这些技术融合了行为疗法、心理剧、当事人为中心等各类心理治疗技术。

萨提亚模式不强调病态，是心理治疗作为成长取向的学习过程，人及人在与家庭及社会的互动中所产生的种种问题，是成长必经的过程，只要通过关心自我成长与潜能开发的人，即可以解决相关问题，获得成长。

2. 家庭治疗的相关技术

以下我们以系统性家庭治疗的提问技术，作为相关技术的分享和讨论。

在系统性家庭治疗中，首先用得最多的是澄清式提问。对于每个家庭治疗来说，确定咨询目标最为重要，这是家庭达成共识和参与治疗的基础。澄清式提问方式的常见句式有："假如这次咨询的效果很好，家庭的问题都解决了，你会感觉到你自己有哪些变化？"

其次是运用循环提问。循环提问又叫多重提问，就是轮流和反复地请每一位家庭成员表达对另外成员的观察，或谈谈对其他两位家庭成员之间关系的看法，或探问家庭成员之间的相互关系。由于我们常活在自己的内心世界中，习惯用自己提问题的方式来要求别人，这种提问方式可有效地帮助家庭成员之间了解各自的内在世界角度，以及了解家庭互动关系。

再次是资源取向的提问。这种提问很简单，直接问资源。比如，"你觉得自己身上还有没有什么优点？"该类提问也包括"奇迹提问"，即如果奇迹发生，你会有什么不同？奇迹提问可以帮助来访者从问题中摆脱出来，去思考在没有问题的情况下的生活情境，使来访者更多关注积极的方面。

（四）人际关系的认知调节

认知调节，旨在明确人际关系中的认知部分，尤其是针对人际关系当中的不合理认知的部分进行调节。由于创伤的心理影响，会歪曲我们对于外部世界的认知，其中也包括对于人际关系的认知，在没有安全感的情境下，我们也更容易对身边的关系产生怀疑和猜忌，影响对于关系的理解。以下会分享认知行为疗法的相关内容，对认知调节的部分进行阐述，同时，根据以往的研究，认知行为疗法针对创伤后的修复，也是实证研究方面最有效果的一种治疗方式。

1. 冷认知与热认知

贝克（Beck）是认知疗法的重要代表人物，他将认知类型分为冷认知与热认知。冷认知是指对现实的描述（如"我父母不允许我玩手机"），以及个体的解读或推论（如"我父母限制我的自由"）。热认知是指我们如何评价这些关于现实的描述与推论（如"我父母限制我，就是为了控制我让我没有活路，这太可怕了"）。冷认知、热认知既可能是较为表层的信念，即自动思维或自我陈述，也可能是更为核心性的信念。在治疗的过程中，我们需要明确在来访者头脑中，它们是如何出现冷认知、热认知评定，以及在此过程中认知被歪曲的过程。而更多时候，我们需要帮助来访者从热认知层面，回归到冷认知层面，即更多基于现实的描述得出认知评价，从而再次评价被歪曲的可能性减少，形成或总结出更多合理且积极的认知内容，以较为合理的方式应对自我的人际关系问题。

2. 认知调节的案例

电话中，小王表达了因家中父亲突然去世、自己十分悲伤的心情状态。然而他目前在外地无法回去，但自己是家中独子，家中的亲人又不断催促他，让他陷入了一个特别难受的境地，觉得自己无法回去参与父亲的丧事，是特别不孝顺的一种表现。家人的指责让他感觉特别难过、伤心、委屈。

小王表示，自己身在外地没有人照顾，也回不到家中去。目前情绪状态不好，除了对父亲离世的悲伤，更大程度上是因为家人现在的不理解使他深受打击。

听完小王的描述，热线老师给予了积极的倾听和共情，小王的情绪状态暂时稍有缓解，同时热线老师又对小王的认知进行调整和帮助：家人对于小王存有一个不合理的偏见——即因为小王不能参与父亲葬礼以及给家人帮助，就认为小王是不孝顺的。而在这个过程中，完全没有考虑客观实际情况，其实小王也想尽了各种办法，但环境确实特殊，这些求助途径均无法解决奔丧的问题。

热线老师在帮助小王认清了这样的现实状态后，再次评估他的情绪状态，小王觉得自己的情绪有所缓解，尤其是回想起自己付出的这些努力，自责的情绪缓解了很多，但还是有焦虑的情绪。这时，热线老师也表示理解，同时，给予他一些合理化的建议，如危机之后，和家人联系表达自己的哀伤，然后在情况好转后，第一时间回到家中，亲自在父亲的坟前表达自己的哀思。小王接受了相关的建议，并表示如果自己的情绪再有波动，会再次进行求助，之后结束了本次通话。

（五）其他干预方式

在危机状态中，人际支持是一个危机心理恢复的重要维度。这类治疗方法除了前面介绍的家庭治疗和认知行为治疗之外，还有客体关系治疗、人际关系疗法和依附理论等。

1. 客体关系治疗

客体关系是指存在于一个人内在精神中的人际关系形态的模式。客体是一个与自体相对应的概念，指的是一个被爱着或恨着的人物、地方、东西或者幻想，包括内在客体和外在客体。外在客体是指真正的人物、地方和东西，内在客体指的是心理表象，即与客体有关的影像、想法、幻想、感觉或记忆。自体也是一种心理表象，指的总是一个内在的影像，基本上是属于自己的想法、感觉或幻想。

客体关系理论的假定是，自我与他人的关系形态初期建立，会影响其日后的人际关系发展，即人们会去寻找符合过去已建立关系的形态去发展新的关系。例如，有个体一直在重复着刚学走路时所建立起来的关系形态，那么该个体长大后，有可能是过于依赖与过于孤僻的性格类型。

因此，当我们原始的客体关系建立较好时，会有比较稳定的心理状态以及安全感，这些心理能力，有助于我们接受危急时刻所带来的内心冲突，反之，如果缺乏较好的客体关系，则缺乏相应的安全感，在面对冲突和危机时，很难保持内心的稳定，更容易造成心理问题。

2. 人际关系疗法

人际关系治疗方法，主要是关注当前的人际关系问题、试图帮助个人改变和适应不良的相互作用模式的一种治疗方式。这里面就包括三种短期的心理治疗方法，分别是人际关系疗法、认知—行为疗法、家庭与婚姻疗法。

人际关系疗法的具体实施：患者可能经历了一种人际关系丧失的忧伤反应，如失去重要的爱的对象。在这些个案中，人际关系治疗师要鼓励患者去了解他们与死者的关系，并表达他们所发现的任何愤怒的情感。最后，患者要形成回忆死者的新方法。

患者可能会发现自己处于人际角色的纷争中。当两个人对他们的关系及每个人应扮演的角色有不同的期望时，角色纷争就会发生。治疗师要帮助患者对他们所卷入的任何角色进行检查，找到并掌握解决这些问题的方法。

患者也可能经历了一种由重大生活改变而引起的人际角色的转变，如离婚或孩子出世等。他们感觉到，由生活的变化导致的角色变化给他们带来了压力。例如，10%～30% 的妇女会患上典型的产后抑郁症。这种抑郁症不同于其他的产后症候群。心理学家认为，心理和社会文化因素对产后抑郁症可能有重要影响。

有些患者显出人际关系的缺陷，如极度的害怕。根据人际关系疗法的看法，许多抑郁患者在童年期曾经体验过人际关系的破裂，因此进入成年期后无法与他人建立正常的人际关系。治疗师要帮助患者认清他们的缺陷及其根源与性质，并教导他们掌握社交技能，学会自我肯定，以促进其社会功能的发展。

3. 依恋理论

依恋，一般被定义为婴儿和其照顾者（一般为母亲）之间存在的一种特殊的感情关系。它产生于婴儿与其父母的相互作用过程中，是一种感情上的联结和纽带。因而，最初的研究者把对依恋研究的注意力放在母婴相互关系如何随婴儿的成长而丰富和变化的方面。现在，研究者普遍认为，依恋是人类适应生存的一个重要方面，因为它不仅提高婴儿生存的可能性，而且建构了婴儿终生适应的特点，并帮助婴儿终生向更好适应生存的方向发展。

一般将婴儿的依恋关系分为三类，即安全型依恋（Secure）、回避型依恋（Insecure-avoidant）和反抗型依恋（Insecure-ambivalent）。第一种被定义为安全依恋类型，后面两种被定义为不安全型依恋。

一般情况下，安全依恋类型的个体对于危机情况有更强的抵御能力，能够在遭受危机后，启动人际支持进行自我修复；而不安全型依恋，则更多使用攻击外在和自己的方式进行防御，从而降低自我修复的可能性，容易固化自我模式，并长期遭受心理创伤的困扰。

五、重大公共卫生事件中社会支持体系构建的思考

心理健康的维护，其实本不是在这样特殊情况下才被提到或重视的一个生活指标，在国家层面也在推广全民大健康的概念，其中心理健康也是一个重要的维度。因此，居安思危，需要我们在平常就要思考如何构建我们自己、生活周边，以及全社会的心理支持体系。

（一）原有社会支持体系维护

所谓社会支持系统，就是当你在需要人关注和关怀的时候，能够有相熟的朋友给予关心的信息，对你自己来说，就是一种支持。因此，我们在平时，需要注重这样的关系维系。

维持人际关系这个问题其实很复杂，主要可以分为以下三个方面：

首先是要明确现实，清楚认识到每个人在你心中的地位如何，同时也确认自己在对方心目中的地位。因为只有当两个人关系相差不大的时候，这种人际关系才能达到一个平衡点。

其次，人际关系网需要分清主次。因为人际关系是需要质量的，追求数量的大多数都只是泛泛之交，关系很难维持在稳定且有质量的层面。而有质量的人际关系，是需要时间沉淀和情感积累的。

最后，一定要在人际关系中学会倾听，学会反省和换位思考。和朋友相处时，也要注意言行，沟通很重要，地位平等的沟通才有助于情感的加深以及关系的维系。

通过以上方面，可以有效维护我们既往的人际关系，在我们需要支持的时候，他们可以为我们的心理状态维系提供帮助。甚至在特殊的情况下，会成为我们应对心理危机的支撑力量。

（二）自助与互助

在觉察自己处于危机状态下时，启动原有的自我帮助体系，或和身边人员构成互助体系尤为重要。

1. 自助方式

当今社会，人们选择闭门不出时，可能会感到孤独。一方面，我们可以通过电话、互联网多与家人、朋友交流，相互鼓励、沟通感情，加强心理上的相互支持；另一方面，我们也可以和有相似情况的同仁联系，尤其是疑似患者、确诊患者接触者等，在隔离观察的过程中，也可以互相倾听，建立新的连接，构建心理抗疫同盟。

下面这则故事，就是一种改变社会态度、进行心理自助的一种方式。

在危机之前，一家人总是忙忙碌碌，很难有时间一起慢慢说话。以前是"树欲静而风不止"，但现在风都停了，强迫大家慢下来，感受生活。于是，一家人开始讨论楼顶的花骨朵什么时候能开花，每天都说"明天就开了吧"，两周过去了，还是没开，全家依然乐此不疲地每天早中晚上房顶，等花开。阳台上种的兰花昨夜突然开了，是清新淡雅的香味，淡雅到需要把鼻子凑近花才能闻到，爸爸先弯腰猛吸气，感叹太好闻了，然后叫我，我也把鼻子放在花上面满足地深呼吸，然后轮到了姥姥，她说："花开了，风来了，美好也都在路上了。"全家排队猛吸的场景，真的很温馨。

2. 人际互助

针对不同的人际模式，互助的方式有所不同。

亲人间：有的时候，父母虽然显得有些唠叨，但要试着去理解和接纳父母的表现。如果父母反复强调，甚至家人已经做到了，还是不停地重复，则可能是父母太过担心了。此时要引导父母关注那些积极的信息，比如，治疗上有哪些进展、有哪些医护人员增援到一线、痊愈出院的人数越来越多等。另外，还可以找一些专业的材料给父母看，让父母知道，做到哪些事情就可以减小感染的概率，让他们明白过多的防护和过度的谨慎是没有必要的。

朋友间：我们可以通过网络来维系我们之间的感情，可以同时追一部网剧，看同一场球赛，讨论自己喜欢的明星、球星。最重要的是让对方感觉到，即使有距离，但我的心跟你在一起，从而起到相互支持的作用。

邻居间：电饭煲蛋糕、凉皮、包子等，都是微信朋友圈出镜率很高的自制宅家美食。"我的隔壁邻居是个标准的'美食达人',无论中式还是西式她都拿手,我们整个楼道的邻居都从她那里学到了好几手。"只要有人在群里说句"求教程",就会有热心的"美食达人"分享经验。

虽然因为这样特殊的情况,亲人、朋友和身边的人员都不能亲近,但会通过各种方式进行联结,而这种温暖的联结,是人际间最好的帮助。

一方有难,八方支援。面对危机期间出现的物资、人员等短缺现象,各大企业自觉加大生产、运输和捐赠力度,各方民众主动加入抗疫志愿服务并捐款捐物。快递公司开通救援物资绿色通道;企业纷纷捐款……随着态势的逐渐好转,国内各大企业也逐渐踏上了复工复产的道路。这些人力、物力、智力、财力,个人、组织、机构、政府的鼎力相助背后,无不闪耀着中华民族团结守望、共渡难关的互助精神。

(孙冶执笔)

本章参考文献

[1] Elliot Aronson. 社会性动物［M］. 邢占军译. 上海: 华东师范大学出版社, 2007.

[2] Judith S. Beck. 认知疗法: 基础与应用（第二版）［M］. 张怡, 孙凌, 王辰怡, 等译. 北京: 中国轻工业出版社, 2013.

[3] 倪林英, 吴志民, 雷良忻. 非典时期高校隔离人群的心理健康状况及其相关因素的调查分析［J］. 国际中华应用心理学杂志, 2004, 1（1）: 16-18.

[4] 刘晓新, 毕爱萍. 人际交往心理学［M］. 北京: 首都师范大学出版社, 2003.

[5] 彭超英, 车志强, 徐勇, 等. "非典"岗后休养中的医务人员SCL-90评定结果分析［J］. 中国健康教育, 2004, 20（9）: 792-794.

[6] 世界卫生组织. 紧急情况下的精神卫生和社会心理支持［EB/OL］. ［2020］. https://www.who.int/zh/news-room/fact-sheets/detail/mental-health-in-emergencies.

[7] Wallin D J. 心理治疗中的依恋: 从养育到治愈, 从理论到实践［M］. 巴彤, 李斌彬, 施以德, 杨希洁译. 北京: 中国轻工业出版社, 2014.

[8] 王萍, 赵敏, 赵琳. 293名大学生SARS流行期与流行期过后心理状况调查分析［J］. 中国健康心理学杂志, 2004, 12（6）: 419-420.

[9] 王国芳, 朱青峰, 艾宇雷. "非典"对神经外科住院病人心理健康的影响［J］. 临床军医杂志, 2003, 31（5）: 95-96.

[10] 王发强, 许建阳, 刘庆安, 等. SARS患者与抗SARS医务人员心理健康对比分析［J］. 中国心理卫生杂志, 2003, 17（8）: 533-533.

[11] Simon F B. 循环提问［M］. 于雪梅, 译. 北京: 商务印书馆, 2013.

第五章

重大公共卫生事件中的
丧亲与哀伤治疗

重大公共卫生事件发生后，往往会出现大量集中死亡的病例。这些因突发疾病死亡的人，留下了他们挚爱的人独活于世上。一句"你要坚强地活下去"说起来很容易，然而失去亲密关系所造成的伤害和痛苦体验超出了其他创伤事件产生的影响。这些挚爱的人曾经是丧亲者生活中的一部分，他们每天相见，互依互助，带给他们生活中最强烈的快乐体验感和生命意义感。当挚爱离世后，丧亲者的生活会感到强烈的不适。在同一个屋檐下，不再有熟悉的声音，不再一起吃饭。尤其对于丧亲后的独居者，很可能会出现情绪失调和功能受损。

丧失挚爱的亲人是每个人难以避免的人生经历，当事人因此遭受伤痛、承担影响。面对"失去"，人们所体验的"哀伤"既是一个状态，也是一个过程。然而，危机中的丧亲又有很大的独特性。一些家庭失去了一位或多位家庭成员，其中有些是突发的死亡。这使得人们面对"失去"变得更加沉痛，对于哀伤的处理也变得更加复杂和困难。

当危机逐渐被控制住，人们从最初的紧张、慌乱中回过神后，一些人丧失亲人后的哀伤再度袭来。尽管失去至亲的哀伤往往是永久的，但是，随着时间的推移，因哀伤产生的症状的频率和强度都会有所下降，人们会找到可行的方法重新投入生活。然而，也有一部分人可能会处于复杂的哀伤之中，他们不能接受丧失，也不愿意去想未来的生活。

本章内容将帮助临床咨询师和社会工作者了解突发公共卫生事件中哀伤的独特性，以及如何帮助丧亲者面对和走出哀伤的方法与策略，降低哀伤引发的个体和社会风险，最终实现丧亲者生活的重建。

一、重大公共卫生事件中哀伤的特点与问题

（一）哀伤反应的独特性

在突发的重大公共卫生事件中，患者的死亡与其他病患者的死亡经历有所不同。普通患者从患病到死亡，一般需要经历疾病的确诊、治疗、临终告别等过程，中间会有亲人的陪伴。由于在事件初期的医疗资源紧张，患者从患病到死亡进程极其迅速，从出现症状到呼吸困难仅一周左右。由于传染性疾病的隔离措施，一些入院治疗的患者在临终前无法与亲人完成最后的临终告别，也不能按照传统习俗来进行丧葬的仪式，而其幸存的亲人也可能在接受隔离治疗或面临病毒感染的威胁。因此，在这样的特殊情境下，丧亲者在还没有完成哀伤适应的心理准备时，就被迅速推向了"创伤性"的哀伤之中。

1. 亲人死亡的突发性和非预期性的影响

以往的研究表明，突发性的丧亲事件会让丧亲者出现更强烈的哀伤反应。他们对危机中出现的很多过程表现出一系列的震惊、自责、内疚、愤怒的情绪。他们的社会功能也会严重受损，陷入持续的悲伤、沮丧、失眠之中，并不断回忆过往。一些同时处于隔离治疗中的亲友，甚至会不配合治疗，因为内疚的情绪不允许自己被"治好"。

2. 临别前陪伴的缺失

"见最后一面"往往是对亲人逝去的一个重要的哀悼过程。陪伴他（她）走完人生最后一程，听他（她）的最后一句话，看到他（她）最后走时的状态，对亲人而言才是尽到了最大的责任。然而，由于危机的特殊原因，大多数在医院去世的患者，最终都没能给亲人留一句话或者见到最后一面。这让丧亲

者的哀悼无处安放。

3. 丧葬仪式的缺失

传统的丧葬仪式是丧亲者表达和处理哀伤的一种重要途径。丧葬仪式中，丧亲者可以与遗体对话，可以得到到访亲友的支持，研究表明，通过丧葬仪式中丧亲者与死者告别，对于丧亲者的哀伤有积极的疗愈作用。

4. 丧亲者在亲人去世后还面临重重的现实压力

比如，在接到医院通知电话后是否告知其他亲人（如老人）；在亲人去世后，需要面对的是社区邻里之间的排斥感；同时亲属因感染而出现的持续的应激状态，导致丧亲者容易出现复杂性哀伤的状况。

5. 隔离措施使得丧亲者获得的社会支持资源有限

通常在丧亲后，那些表现持续哀伤的丧亲者需要亲友的关怀与陪伴，一方面可以得到情感的支持，另一方面可以在生活上得到照顾。

在突发公共卫生事件的特殊时期，亲人去世的突发性、非预期性；临别前陪伴的缺失；哀伤剧痛期的被迫推迟；社会支持资源不足和现实应激问题；公众群体性死亡事件等，都容易引发延长性哀伤障碍。因此，突发性公共卫生事件引发的群体性哀伤，值得心理卫生领域的专业人士格外关注。

（二）危机中丧亲者哀伤的类型特征

1. 群体性丧亲导致哀伤的共振与加剧

突发性公共卫生事件之下，个体哀伤扩散为集体哀伤。在重大公共卫生的危机事件背景下，丧亲不再是一个个家庭的孤立事件，而是群体性丧亲的社会事件。而互联网的传播，加剧了这种哀伤情绪的流动和相互影响，强化了丧亲家庭的哀伤程度和对社会生活的破坏。

2. 临别之际告别环节缺失，大大增加了延长性哀伤障碍的风险

在传统文化中，临别的"善终"和"厚葬"对于丧亲者有着重要的心理抚慰作用，通过这样的仪式可以帮助丧亲者接纳亲人逝去的事实，宣泄悲伤的情绪，获得外部的社会支持，通过另一种方式重建与逝去亲人的联结，从而达到修复哀伤的作用。

3. 疾病的污名化和隔离的特殊环境使得丧亲者应对哀伤过程的资源有限

一方面，面对病毒的高感染风险，丧亲者常常需要独自面对创伤，不仅得到的社会支持有限，还可能遭受社会排斥。另一方面，处在悲痛中的丧亲者本人也有可能是感染者，随时有可能成为下一个"逝者"。死亡的恐惧，加剧了丧亲者的创伤复杂化。

（三）丧亲者哀伤的历程

通常，人们在丧失亲人后会经历三个阶段：震惊与逃避期、面对与瓦解期、接纳与重建期。

1. 震惊与逃避期

在亲人刚刚离开的一段时间内，有的人会感到情绪崩溃，无法接受现实，什么事情也做不了。而有的人则会表现出非常淡漠和麻木，没有太多悲痛的情感反应。无论是哪一种反应倾向，在挚爱的亲人刚刚去世的一段时间内，他们的共同点都是无法接受现实，不愿意相信亲人已经离自己而去了。其中一些人还会对自己的麻木状态感到不解，甚至质疑自己"冷血"。他们觉得那种极度悲伤、难受和痛苦的情绪才是正常的，自己如果体会不到那种刻骨铭心的痛

楚，是不是自己的情绪有问题。其实，每个人都有一种内在的自我保护机制，越是遇到难以忍受的痛苦，他们越可能采取压抑的方式，就好像给自己的痛苦情绪套上了一层坚硬冰冷的外壳，把它包裹起来，不敢面对和处理这种情绪。这种压抑的方式，也是一种情绪处理模式。

2. 面对与瓦解期

在震惊与逃避期后，人们会进入面对与瓦解期。丧亲者逐渐正视亲人已经离开人世的事实。一方面，面对生活的时候，他们会感到因为亲人的离去而变得不再熟悉，甚至混乱不堪，睡眠、饮食、社交和工作都会受到影响。他们需要面对和处理亲人去世后的许多现实性问题。比如，以前经常是爱人缴电费，有一天突然家里断电了，自己却不知该如何处理。往往在这样的生活场景下，就会睹物思人，悲伤、愤怒、内疚的情绪就会油然而生。这一时期，丧亲者需要不断进行适应和调整，重新学会面对和处理亲人去世后的生活问题，并逐步学会将注意力和精力从悲伤、封闭中转移到其他事情和人上。这一阶段的状态也是反复变化的，时而深陷在痛苦、绝望、无助和思念的情绪中，时而又有好转，甚至表现出对新生活的适应。总体而言，这个阶段会反复出现，并在反复中不断成长，让哀伤得以疗愈。

3. 接纳与重建期

随着自我调整的进展，个体将逐步接纳和适应亲人离自己而去的事实，并重新开始自己的生活。在这个阶段，生活逐渐恢复常态，情绪愈发稳定，学会用积极方式怀念逝者，带着对逝者的想念重新找寻生活的意义。

由于重大突发公共事件的特殊性，该背景下的丧亲者既符合哀伤通用历程的共性，同时又带有独特的哀伤特点。首先由于病毒发展迅猛，丧亲者目睹了亲人病情在极短的时间内恶化，提前经历了恐惧、绝望、自责、无助、崩溃等"丧失性"反应并且持续到哀伤期的正式到来。

其次，不同于一般的丧亲历程，丧亲者对逝者的"丧失"反应发生在丧亲事件之前。由于传染性疾病的医疗管控要求，患者需要进行隔离治疗，亲人目睹患者离家之后，可能再无其他讯息。尤其在患者临终时，也无法通过手机等通信设备在弥留之际进行沟通和交流。因此，丧失反应前置于丧亲事件的发生。

最后，在丧亲初期的很多现实性问题会迫使哀伤剧痛期推迟。当现实困难问题解决以后，丧亲者高度压抑的哀伤反应会出现报复性反弹，丧亲者终日沉浸在哀伤中难以自拔，继而引发延长性哀伤障碍。

（四）丧亲者过度哀伤的潜在风险

由于突发公共事务事件在短时间内造成的丧亲者总和较大，并且可能出现一个家庭中多重丧亲的情形。因此，对于丧亲者的哀伤反应需要进行适当的干预与调适，降低个体性风险和社会群体性风险。

1. 个体性风险

丧亲者在失去亲人后进入哀伤状态是人类的本能反应，而哀伤状态下痛苦情绪的释放是个体遭遇创伤后本能的心理防御机制。此时，个体需要尝试恰当的自我调适方式，以获得生活重建和个体创伤后的成长。一旦丧亲者选择不恰当的哀伤控制模式，其创伤后成长的过程便会曲折多难。

过度的哀伤反应可能会给丧亲者带来的风险包括：

第一，在生理方面，过度的哀伤反应极易引发失眠、食欲不振、高血压、心脏病等多种病态生理症状；

第二，过度的哀伤反应可能导致创伤后应激障碍、双相障碍、精神分裂等精神疾病；

第三，过度的哀伤反应将使丧亲者在社会适应方面产生自我封闭行为，影响其正常的社会功能。

总之，当丧亲者的生理、心理和社会功能都严重受损时，极有可能产生自虐、自残和自杀等个体毁灭行为，自我恢复和生活重组将变得困难重重。

2. 社会群体性风险

个体在社会中并不孤立地存在，个体之间的情绪通过各种社交媒介产生相互的刺激与影响。移动互联网的迅猛发展使得公众不再仅仅通过传统媒介获取信息，各种自媒体平台、社群等都可以传播情绪信息。个体的焦虑、悲伤、恐惧等负面情绪因为新的传播媒介和传播形式形成病毒式、指数式、爆炸式的群体传播，社会情绪不断积压、发酵与变异。加之重大公共卫生事件感染人数众多，涉及的丧亲家庭广泛，原本属于个别化的丧亲事件演变成了群体性遭遇，哀伤反应也由个体哀伤聚集成为群体性哀伤。一方面，相同的遭遇和情感体验使得丧亲者抱团成了"同命人"群体，社会群体性哀伤相对个体哀伤容易形成共振，变得更为强烈和偏激。一旦其中有部分丧亲个体做出极端化行为示范，容易引发"从众"效应，这些"同命人"群体可能会采取更为激进的集体行动来表达愤怒，激化社会矛盾。

另一方面，普通社会公众在短时间内通过各种信息渠道不断接触到与丧亲相关的案例，容易形成替代性创伤，陷入恐惧、悲伤、无力的消极情绪中，影响社会公众的日常生活和情绪，放大了危机下的风险感知。

因此，政府主管部门要重视媒体的复杂环境和风险沟通渠道，警惕哀伤情绪的社会化和风险扩散，迅速感知、稳定和纾解公众的哀伤情绪。

（五）正常哀伤和病理性哀伤

在失去亲人以后，丧亲者感受到的巨大哀伤是正常的，在哀伤的过程中，有的人可以走出来，走出来并非意味着丧亲者忘记了自己的亲人，也不意味着他们不会感到哀伤，而是指丧亲者带着对亲人的爱和回忆继续生活下去，没有被哀伤所吞噬，有积极与健康的态度与方式去应对哀伤，找到新的生命意义并适应生活的新常态，这样的哀伤过程处于正常哀伤中。但也有的人走不出来，巨大的哀伤一直始终萦绕着他们，使他们痛不欲生，无法正常生活或者工作，如果他们长时间处于这样的状态下，正常哀伤就很可能会变为病理性哀伤。

在丧亲者失去亲人后的一段时间内，不论出现多么严重的哀伤反应都是正常的，基本不用考虑它是不是病理性哀伤，如极度的悲哀、失眠、胃肠功能紊乱、体重下降、回避与人接触、情绪不稳等。也就是说，在一定的时间内单纯从哀伤反应的表现上，是无法区分正常哀伤反应与病理性哀伤反应的。两者的区分主要需要考虑哀伤反应的时间，但多长时间是临界点，目前其实并没有统一的结论。一般来说，正常的哀伤反应会随着时间的流逝渐渐减轻，而病理性哀伤反应就不会减轻，甚至变得更为严重，并对丧亲者的生理心理以及正常的社会功能造成巨大的损伤。

2018年世界卫生组织国际疾病分类第十一次修订本（ICD-11）中将病理性哀伤命名为"延长性哀伤障碍"（Prolonged Grief Disorder，PGD），其定义可以简述为："在挚爱的人逝去6个月后，伤者对逝者的极度思念仍不断地萦绕心头，并随时会被日常生活的各个方面触发巨大的哀伤，会以不同的方式表现出来，如悲伤、内疚、愤怒、否认、责备、麻木、难以接受死亡的现实、感到失去了自己生命的一个部分、难以体会到积极情绪。另外，哀伤会严重损害到个人、家庭、社会、教育、职业及其他重要方面的功能，如工作学习，做家务，与人交往和处理日常生活事务。"

二、哀伤疗愈的方法

在生命历程中，哀伤是社会个体遭遇丧亲后的普遍反映。突发性丧亲所导致的创伤性哀伤会使个体产生巨大的精神痛苦，进而罹患创伤后应激障碍或延长性哀伤障碍，甚至引发抑郁、精神崩溃和自杀等风险。

突发公共卫生事件中，丧亲者的哀伤是相对复杂的，需使用多种方法才能满足哀伤个体的不同需要。因此，针对丧亲者哀伤反应的干预既要考虑丧亲者哀伤反应的共性，更要分析具体情境下的丧亲者哀伤反应的特殊性。换言之，只有将丧亲者哀伤反应的普遍性和特殊性综合考虑，才能提出更有针对性的哀伤干预策略。咨询师在考虑干预策略时，要评估丧亲者的状况和需求，从而确定具体的工作方案。以下，我们总结了一些常用的哀伤疗愈的方法和注意事项。

（一）哀伤的早期干预

在失去亲人的初期，所有挚爱他的人——爱人、子女、父母，都会经历一段极其痛苦的过程。这样的日子，可能让人分不清白天与黑夜，只有锥心的疼痛和流不完的眼泪。这个阶段可以被称为"哀伤早期"。

临床心理学家等专业人士是否应该为丧亲者在哀伤早期提供及时的干预，这一直是一个有争议的问题。一部分学者认为，丧亲事件将给予丧亲者有亲密关系的人带来剧烈的不良影响，如果不及时干预，可能会产生非常严重的后果。然而近年来的一些研究认为，大多数人具有较高的复原力，并不需要正式的心理健康干预。临床工作者过早直接干预的效果并不好，因为它会使最有力的亲友支持资源流失，并使丧亲者形成依赖感而降低了自助自救的主观能动性。当然，如果发现丧亲者出现了严重的自杀意念或者出现了精神疾病的症状，临床工作者还是需要进行及时的危机干预的处理。

除此之外，临床工作者和社工还可以做以下事情，减少和降低亲人去世对丧亲者的影响。

（1）建立安全温暖的环境。专业人员需要在通过不同渠道切实了解丧亲者的需求后，为亲友、同伴、社工及其他相关的关怀者提供适当的哀伤陪伴训练，从而为丧亲者营造一个安全、温暖的环境氛围，目前采用这种方法来进行早期的危机干预，已经得到了越来越多的认可。

（2）风险评估。关怀者需要对丧亲者做风险评估。评估内容主要考虑丧亲者的社会支持资源、他们的身体和精神状况、他们处理当前日常事务的能力、他们的精神和生理疾病家族史等。丧亲者身边的关怀者需要密切关注那些患有严重疾病的丧亲者，同时也要尽可能地给予必要的帮助，注意他们的安全和健康，以做到防患于未然，避免巨大的悲恸加重他们原有的病情。有很多丧亲者，尤其是失去配偶的老年人或者失去孩子的丧亲者，他们往往会有陪伴着死者一起去的念头，身边的关怀者要注意他们的安全。

（3）丧亲者在知道丧失消息的前几周，也许根本无力照顾自己的生活，他们只想躺在床上，完全没有力气去做任何事，如做饭。关怀者要提供必要的看护，如帮忙整理家务、做饭、陪伴、帮助他们与外界联系、帮忙处理与丧葬有关的事情。关怀者必须要帮助丧亲者保持对现状的控制感，为痛苦的反应提供一个安全的环境，有时候必要的药物也许是需要的，如一些有助于睡眠的药物。

（4）提供必要的个人空间。丧亲者需要陪伴，但同时也需要有自己的空间，不要让那些不能提供实质性帮助的热心人过多地占用了他们的时间。

（5）允许情感的表达。在这个时间内，丧亲者会有很多通常被社会视为不健康的情绪表达，比如，内疚、自责、愤怒、绝望等。关怀者不要总是压抑和回避丧亲者的这些情绪，更不要因此而远离丧亲者。要做耐心的倾听者——丧亲者需要耐心的聆听者，关怀者可以跟他们一起去探寻丧失的意义，从而避免他们陷入悲观消极的漩涡里。

（6）帮助丧亲者与街道、社区等相关组织建立联系，提供报告，建立档案，也可以及时关注社区为丧亲者提供的各种资源。

（二）哀伤疗愈的双轨模型

治疗师在哀伤的干预中可以采用很多方法。从情绪调节策略、正念练习到重新建立持续性联结，以及用表达性艺术治疗来缅怀所爱的逝者等。但是，在这么多的技术中，治疗师如何在适当的时间，针对一个经历丧失的具体来访者采取合适的治疗方法呢？在此我们简要介绍一下哀伤双轨模型（Two-track Model of Bereavement，TTMB）的原理，以及它如何帮助治疗师根据来访者的需求调整自己的治疗方案，如何进行具体的个案概念化、评估和干预。

哀伤双轨模型

轨道 I：生物心理社会功能	轨道 II：与逝者的关系
痛苦的情感认知（如焦虑抑郁） 身体上的症状（如禁食睡眠或性功能方面的失调） 创伤指标（如创伤后应激障碍） 人际问题（与家人和其他人际圈的关系自尊自我系统和自我同情受损） 意义建构面临挑战 工作学习生活任务目标上的困难	对丧失事件或逝者的关注程度 对逝者病态的或回避性的回忆 对逝者的情感反应或亲密性程度过高或过低 与逝者有关的冲突或消极反应 当描述与逝者的关系时，产生强烈的震惊思索、崩溃或理性的弱化 当想起逝者时，自我意识减少或瓦解 在纪念和转化与逝者的关系上存在困难

在哀伤双轨模型中，轨道 I 强调的是丧亲者的生物心理社会功能，轨道 II 关注的是丧亲者与逝者的关系。当丧亲者应对丧失时遇到困难，就表明丧亲者可能在这当中的一条或两条轨道上遇到了困难。要注意的是，对丧亲者哀伤反应的评估和干预一定要同时考虑两条轨道。

一方面丧亲者需要继续自己的生活，另一方面丧亲者需要继续与死去的亲人建立联结。一种对丧失的适应性反应将使得丧亲者与逝者建立灵活的联结，并使得丧亲者的生活恢复平衡。当丧亲者应对丧失时遇到了困难，就表明两条轨道产生了互相依赖，这种情况经常在刚经历丧失时发生，而对于有复杂性哀伤的个体来说，这种情况更为明显。例如，他们由于过度思念逝者，导致社会功能受损，出现失眠、食欲不振、无法工作或照顾自己等。

有时候，可能个体只在其中一条轨道上表现出了困难，但相关的评估和干预要考虑两条轨道。这就表明，如果个体并不存在生物心理社会功能方面的困难，这并不意味着个体的哀伤反应是具有适应性的，因为我们并没有考察在丧失前后个体与逝者之间的关系的特点；如果个体的生物心理社会功能正常，而丧亲者极力回避对逝者的回忆，那我们只能说轨道 I 是正常的。而如果丧亲者与逝者的持续性联结是相对平衡的，但个体出现了生物心理社会方面的困难，我们只能说轨道 II 是正常的，而丧亲者在轨道 I 上面临着困难，此时似乎丧亲者与逝者的持续性联结没有起到作用，事实上丧亲者可能并没有很好地重组和逝者的关系。同时在两条轨道上考察来访者的问题，可以帮助治疗师以更全面的方式来个案概念化，并考虑用何种适宜的干预方法。

例如，一位女性在危机中丧失了自己的弟弟以后，她一直认为可能是她将病毒传染给弟弟，由此陷入极度内疚与自责，拒绝进行治疗。这时治疗师在轨道 I 上，需要专注她继续生存的意义与价值，使她对继续生活能有更开放的视角。如果她通过积极治疗，也许能在今后的人生作一些对弟弟家人有益的贡献。

在轨道 II 上，治疗师让这位女士从多个角度描述或重述自己和弟弟的关系，通过治疗关系的进一步完善，降低她的内疚与自责情绪，进而减少抑郁的情绪。

在这个案例中，通过双轨模型，我们可以看到，这个女士想通过放弃治疗的行为对弟弟的去世负责，她一直深陷于对弟弟去世的内疚与自责中，以至于她的心理社会功能受到严重困扰。

因此，轨道 I 的任务是找到解决情绪失调的方法；轨道 I 还强调，除了用拒绝治疗的方式来惩罚自己，生活中还有其他有意义的方面，可以更好地解决问题。这在轨道Ⅱ的治疗中也是有表现的。有研究者建议，治疗师同时考察两条轨道，根据实际情况有所侧重。

（三）理性情绪疗法

在理性情绪疗法中，使用 ABC 模型，合理与不合理凸显在经历和解释事件时运用适应的和不适应的方法所带来的结果差异。这一模型是建立在一系列的假设之上：

（1）死亡所导致的丧失是一种不可挽回的、不利的事件，它可以用很多不同的方式来评估和解释。

（2）这种不同的思维方式（合理或不合理的）表明人类对生活事件的那种消极的、不合理的倾向也能够被合理地解释和修正，因此，评估和解释的方式只是一个选择的问题。

（3）事件、信念和情绪之间的相互作用与对它们的评估是相关联的；这种模型假定认知和情绪之间有很紧密的联系，而且指出不安的想法或不合理的想法在焦虑情绪的产生中起了关键作用。

（4）ABC 模型可以区分健康的哀伤反应中出现的悲伤的情绪、关心和悔恨，以及不健康的哀伤反应中出现的抑郁和焦虑。

丧亲，尤其是突然的、未经预期的失去亲人，是一种创伤性事件（A），它能够影响人的信念体系（B），影响情绪和行为（C）。讨论（D）的重点是如何使用认知、情绪和行为的干预将不合理的反应变成合理的。死亡事件发生之后，哀伤者可能会产生一种自暴自弃的、不合理的评价，这些评价是指向自己和他人的，以及指向令人困扰的情绪。适应性的哀伤是在面对一个人死亡时的健康的应对方式，它的思考和情绪反应的方式能够帮助丧亲个体，使其紊乱的信念系统再重组成一个健康的、可以接受事实的系统。它可以区分出健康的消极情绪反应和不健康的消极情绪反应。

与哀伤相关的看法和情绪结果

适应性哀伤	不适应性哀伤
健康的看法和积极、健康的情绪反应 悲伤：生活已经永远地改变了 健康的愤怒：他没有考虑到的后果 面对痛苦时对挫折的高忍受性：每当想到再也见不到她了，我就很难受 关注点：对他／她的死我没有做很多事情，我十分想念他／她	不健康的看法和消极的、不健康的情绪反应 抑郁：我的生活毫无价值 不健康的愤怒：他怎么能对我做出这种事 面对痛苦时对挫折的低忍受性：这太痛苦了，我不想去想他，但我不能忍受这种痛苦罪 恶感：这是我的错，我希望死的人是我

　　合理的哀伤反应可以将自暴自弃式的抑郁、沮丧、恐惧和自我贬低降低到最小化，同时提高对自我和丧失的接纳程度。这种干预方法旨在促进哀伤过程中的悲伤、痛苦和挫败感与正面的、积极的反应相融合，以达到一种平衡的状态。正确的干预步骤包括以下五个相对灵活的过程：

　　（1）评估来访者的认知，既包括合理的也包括不合理的。这能保证识别出功能失调的不合理信念（指向自己、他人和世界的绝对化要求）和他们的不适应性的情绪（如焦虑）、行为的（例如，回避）和生理的（例如，呼吸困难、心悸）后果。

　　（2）讲授合理反应 ABC 模型，解释信念—结果的连接，通过探索替代的、合理的评估来修正不合理的信念和与之相关的不适应的情绪结果。

　　（3）练习合理的反应和他们的适应性结果，通过两次会谈之间的作业来增强这种结果。

　　（4）识别阻碍情绪反应的元认知，比如，"我绝对不能这么想，这太痛苦了"。

　　（5）评估丧亲个体在重要纪念日时期的改变，这些能够预测应对丧失时更健康的反应，以及做出一定的努力来维持这种改变。要做好病情可能会反复的准备，尤其是在重要的时间节点（清明节）、逝者的生日、纪念日以及与逝者有关的其他线索等方面。

总体来说，对丧失的合理反应 ABC 模型将哀伤看作是对丧失的一种正常的和健康反应，它是一种结构化的整合的方法，旨在帮助丧亲者在没有逝者的生活里和逝者基于保持关系的情形中达到一种平衡状态。它适用于那些具有严重的和延长的哀伤症状的个体、夫妻和家庭。

（四）意义疗法

人的生命到底有没有意义，什么是生命的意义？它对人来说有多重要？当人生充满无尽的苦难时生命还有意义吗？如何才能找到意义？古往今来，人们纷纷从哲学、宗教学、伦理学、自然科学及心理学等角度对其进行探讨。维克多·弗兰克尔（Viktor Emil Frankl）——一位奥地利的犹太裔脑神经科医生以及心理医生，从心理学的角度对此作了一种独特的诠释，并在此基础上创立了一个新的心理治疗理论流派，对心理学的发展尤其是对于哀伤研究及哀伤疗愈有着重要的影响。

弗兰克尔的存在心理治疗法被称为继弗洛伊德的心理分析及阿德勒的个体心理学之后的维也纳第三心理治疗学派，是他靠自身经验创立的意义疗法。所谓意义疗法是指协助求助对象，从生活中领悟自己生命的意义，进而面对现实，去努力追求和实现生命的意义，并在困境中积极乐观地生活下去。

1946 年，他在一次公开演讲中首次使用了"意义疗法"一词。弗兰克尔早年就开始接受精神分析的思想，他的心理学文章也被弗洛伊德推荐发表。第二次世界大战时期他被囚禁于纳粹集中营，父母和妻子先后死于集中营。在他被囚禁之前，他的思想就已初步形成。他注意到有些人在苦难的高压下能够坚强地生存下去，有些人则会放弃生存下去的希望。他发现但凡能够勇敢生存下去的人，都对生命意义有着积极的认知和追求。由此，他早期的一些基本思想得到了深刻的检验，他也从中感受到了生命的强大意义。疗法在本质上是一种存在分析方法，它与精神分析的不同之处在于它立足人性，深入探讨人生问题，并通过对人生问题的分析，帮助治疗对象思考和寻找人生意义。

现实世界往往与人们的想象不同，尤其是在重大的灾难和丧失发生以后，比如，失去自己的父母或者配偶，这样的灾难具有巨大的毁灭性。重大的丧失事件，会动摇人们对于生命意义的信念，这个时候就会出现意义危机，意义的基础即自我叙事将会被重新思考和被改变，同时新的生命意义需要被建构，新的生命意义可以是积极的，也可以是消极的，也有人无法找到任何的意义。

意义建构的核心包括三个要素：

（1）意义建构，也称为合理理解。第一，从实际层面上理解事件发生的具体过程。第二，重新构建有关自我的问题，如我是谁，这对我今后有什么影响，它对我意味着什么。第三个层面是对命运的质问。为什么这件事情会发生在我的家庭中，为什么老天如此不公平？人们能否从这些问题中得到合理的答案，这对后面的意义重建工作至关重要。如果人们的理解完全是负面的，愤怒、悲观、绝望就会给人带来很大的负面影响。

（2）寻求启示。在丧亲事件发生后，丧亲者要寻求对自己的认知、情绪和行为有积极意义的启示。

（3）自我身份的变化。意义重构的过程也是自我身份重构的过程。这包括个人如何看待和评价自己，如何看待他人是如何评价自己的，以及个人在生活、工作、社会中扮演的角色。自我身份的变化还包含与逝者关系的新认识，它鼓励生者要重新认识与逝者的联结关系，把这种对联结关系的新认识作为生命意义重建的基础之一。

意义重建的三要素与叙事的关系极为重要，因为只有通过完整的叙事才能建立对事件本身及其后面故事的认知，同时建立起过去、现在、未来意义的连贯性。

（五）复杂性哀伤治疗

复杂性哀伤（complex grief，CG）是一种哀伤的形式，它让丧亲者陷入这个漩涡之中并且无法轻易转移。亲人死后经历强烈的哀伤是很自然的事，但是，CG 却有所不同。令人不安的想法、功能失调的行为，或调节情绪的问题会久久挥之不去，令哀伤者无法适应。复杂性哀伤是这种情况发生的条件。悲恸欲绝的人不知道出了什么问题。他们认为自己的生命因丧失而遭受了无法弥补的损失，无法想象自己的感觉如何才会更好。悲伤主宰着他们的思想和感情，没有任何喘息的机会，与家人和朋友的关系也陷入困境。生活似乎是无目的的，好像没有他们所爱的人就等同于一无所有。身边的亲友开始感到无助和沮丧，甚至专业人士也可能不确定如何才能提供帮助。很多人通常认为这是抑郁，但是，复杂性哀伤和抑郁不是同一回事。

复杂性哀伤治疗（complex grief therapy，CGT）是一项短期疗法，旨在解决使悲伤复杂化的问题，并有助于增强患者的自然适应能力。该疗法的各个组成部分可帮助人们了解悲伤，控制强烈的情绪，思考未来，重建牢固的人际关系，思考死亡，重温失落的回忆并获取生活记忆。使用 CGT 可以极大地改善患有复杂哀伤的人的生活，研究表明有 70% 的丧亲者的状态得到了很大的改善。

CGT 包括每周一次、共持续 16 次的会谈。治疗的一开始要进行前测，要确定患者目前的主诉，就是复杂性哀伤。治疗采用了一系列的关键程序，有相对结构化的 4 个阶段：启动阶段、核心回顾阶段、中间回顾阶段和结束阶段会谈，这 4 个阶段都是以议程设定和回顾哀伤监测日记作为开始，每次会谈都针对适应哀伤这一目标，希望丧亲者在接下来的生活中恢复感受快乐的能力。会谈一般是以治疗师总结当次会谈的内容，从患者那里获得反馈，以讨论在两次会谈间期（通常是一周）的计划作为结束。

1. 治疗前测

CGT 开始实施之前要进行一个前测，目的是确认 CG 是患者的主要问题和治疗的目标。急性哀伤症状的强烈性和持久性已经在研究中得到了普遍的支持。然而，目前没有统一的诊断标准去识别这个综合征，因此导致了一些困惑。

在 CGT 治疗前，治疗师需要对患者的病史有一个基本的理解，包括重要的关系和自主功能。在前测中，治疗师还需要给患者提供一个有关治疗及其目标的总体说明。患者会被告知，治疗过程可能会让其产生强烈的情绪，而治疗的效果在很大程度上取决于他们能否积极地加入治疗的过程中去。

复杂性哀伤的简易自评

（1）要我接受亲人已经去世了对我来说非常困难。

（2）哀伤对我的生活有很大的困扰。

（3）我脑海中常常不受控制地出现与去世的亲人相关的图像和一些念头。

（4）有没有什么事情是过去你和这位亲人一起做过，而现在你总是回避去做的？比如，去你们经常去的地方，或者做一些你们以前一起做的事情，或者不去看他的照片，或谈论与他相关的话题。在这些方面，你是不是非常回避？

（5）自从这位亲人去世后，你有没有刻意远离其他的亲人或朋友？

以上 5 题如果有 4 题以上是经常出现，就可以判定为复杂性哀伤。

——来源：哥伦比亚大学复杂性哀伤研究中心网站

---

2. 第一阶段：启动

CGT 的第一阶段聚焦于采集病史、提供心理教育、启动哀伤监测日志，制定鼓舞人心的目标和建立支持。治疗师要利用这几次会谈建立协作性的治疗联盟。治疗师要传递温暖、接纳的信息，并向患者确认哀伤其实是人的普遍体验。与此同时，治疗师要向患者传达这样一种信息，即治疗师愿意提供专业的知识，从而陪伴患者走过哀伤历程。

在治疗期间，治疗师可以向来访者建议持续进行哀伤监测。哀伤监测可以用固定的表格形式，用1~10级量表评估哀伤程度（见下表）。在每天结束的时候，记录哀伤水平最高的时刻和状况、最低的时刻和状况，还有一天中平均的哀伤水平。调查表明，很多丧亲者对哀伤强度的变化以及发生的情境都没有觉察，当他们开始观察他们的哀伤水平时，会发现很有趣，也让人很安心。也就是说，监控日常的哀伤能够使哀伤的频率显著降低。

哀伤强度评估量表

参考下图，我给自己这一周的状态打分：

我在＿＿＿＿＿＿＿＿时，状态最不好，分数＿＿＿＿＿

我在＿＿＿＿＿＿＿＿时，状态最好，分数＿＿＿＿＿

这一周的平均分是＿＿＿＿＿

| 10 | 8 | 6 | 4 | 2 | 0 |

哀伤监测日志示范

日期	哀伤程度最低（0~10）	情境	哀伤程度最低（0~10）	情境	平均哀伤程度（0~10）
8月1日	4	晚上去散步	8	临睡前	5
8月2日	2	陪孩子在小区玩	7	看一部家庭电视剧	4

第二次会谈聚焦于修复。治疗师提议和患者一起寻找一些有价值的活动，建立令人鼓舞的目标和建立亲密关系。与修复相关的元素旨在帮助患者重新思考自己的核心价值观和兴趣点，制定计划与目标。患者也开始从事一些能让他获得愉快感、兴趣感和满足感的简单活动。

第三次会谈通常会邀请一个重要的"他人"，目的是让患者和他的好朋友或家人重新开始交流。一种常见的现象是，存在 CG 的人总感觉自己和他人的关系非常疏远，甚至是与想帮助他们的朋友疏远。这使亲人和朋友们感到无助和挫败。在这次会谈中，治疗师给重要他人一个机会去表达他对患者的感情，表达他对当前治疗的支持，患者也许会惊讶地看到这个人原来如此关心他。

3. 第二阶段：核心回顾

第四—九次会谈是核心回顾性会谈，涉及所有治疗的核心部分。这几次会谈将会聚焦于回顾死亡事件。目的是成功开启丧亲者的哀悼历程会谈的内容，包括一些回顾和回忆的工作，在这个过程中治疗师致力于帮助患者解决哀伤所带来的影响，以及让患者真正接受丧失的现实，每次会谈都涉及帮助修复的三个要素，分别为参与有价值的活动、制定鼓舞人心的目标和建立支持体系。

4. 第三阶段：回顾和结束阶段

从第十次会谈开始，治疗师可以和患者一起回顾和讨论 CG 模型，他们一起思考，在之前的治疗中有哪些事情已经发生了改变，还有哪些部分仍需要工作。可以讨论情境回顾，重建支持系统鼓舞人心。治疗师和患者一起协作，制定最后一个治疗阶段的计划。

CGT 的最后六次会谈，主要是用来巩固治疗的效果，并且讨论对治疗结束的想法和感受。对丧失成分的干预聚焦于三个目标：帮助患者与丧亲的结局达成和解，理解丧失对自己而言意味着什么，重新思考自己与已故者的关系。这些过程的目的是帮助患者能够在接受丧失现实的基础上，继续和已经去世的人保持联结感。

结束阶段的每次会谈都会处理治疗结束这个议题。治疗师和患者共同反思整个治疗过程，强调这个过程中自我概念的变化，制定新的目标和计划，并预想未来享受快乐的可能性。治疗师帮助患者明确他能够坚持下去的资源，并考虑他思考未来的计划时哪里可能遇到困难。在第16次会谈中，伴随着再一次回顾CG模型，治疗最终结束，这个讨论过程可以进行个性化处理，重点强调一下整个治疗过程中，患者发生的改变。

需要特别注意的是，在处理死亡和丧亲相关议题的工作中，治疗师的舒适度是CGT的一个关键因素。面对死亡会激活根植于我们内心中的恐惧，并触发一个叫做"恐慌管理"的反应。当我们压抑与死亡相关的观念时，恐慌管理就会启动，这会使得我们的思维变得僵化，更加在意维持自己的自尊和保持正确。因此，临床工作者需要监控自己的情绪反应，找到有效的方法调节自己对死亡的情绪反应。

三、特殊丧亲人群的干预方法与策略

（一）儿童和青少年的干预

创伤后应激障碍被《精神疾病诊断与统计手册第3版》（DSM-Ⅲ）纳入后不久，特尔（Lenore Terr）等人就开始了在儿童青少年中的PTSD的研究，随后一系列的研究均证实了PTSD在儿童青少年中的存在，并且对患儿的心理发育与健康影响很大。由于相对缺乏对危险的预判与自我保护能力，儿童青少年相对于成人更容易成为创伤性事件的受害者。而他们对于自身情绪的表达与处理尚不成熟、不稳定，这也导致PTSD在这个年龄段中表现出有别于成人的一些特点。但另一方面，由于儿童青少年期的特殊性，学者们对儿童期 PTSD 的研究受到一定的限制，使得对儿童 PTSD 的了解也更为有限。我国在儿童青少年 PTSD 方面开展工作起步较晚，但近几年来随着人们对重大公共事件后心理干预与重建的关注，儿童青少年得到了越来越多的重视，尤其是在"5·12""汶川地震后，学者们对地震受灾儿童开展了大量有关 PTSD 发生、发展与干预的研究，使我国在儿童青少年 PTSD 的研究与治疗领域获得了长足的发展。以下介绍一种常见的治疗儿童 PTSD 的常用方法。

对于 4~11 岁的经历了丧亲的儿童，可以用叙事治疗的方法来帮助他们在变化的环境中学习如何看待自己，帮助他们对事情的发生、亲人的丧失有一个新的理解。在叙事的结构上，可以借鉴"故事山"的方法。"故事山"原本是儿童阅读能力培养过程中的学习的故事结构，通过这种结构能够帮助孩子对故事的人物、情节、事件有一个更清醒的认识。

"故事山"的结构主要分为五大部分：介绍、发展、冲突、解决、结尾。

在面对丧亲的时候，让孩子去讲述家庭故事是非常有用的。虽然成年人有时候会发现难以把儿童纳入谈话，进而形成一个包含人物、事件、情感经历的故事。但是，让儿童参与这一故事的讲述，其实能够帮助他们在一个变化的环境中学习如何看待自己，帮助他们理解过去、现在和未来。

由于儿童有时候比家长更熟悉"故事山"的结构框架，这会让他们有一种小专家的感觉，也会增加他们引领这个过程的信心。

咨询师可以用一张大的白色的写字板让儿童承担教师的角色。到结束的时候，给写字板拍一张照片，给这个家庭留作纪念。有时候也可以用一张大白纸代替白色写字板。

建构故事的基本原则由孩子自己来决定，但是，同时也要澄清成年人的角色。咨询师在开始的时候可以组织一个讨论，探讨关于故事的本质，初步确定谁是故事的讲述者，记录者以及故事以怎样的形式呈现。

由于这是一个共同的对话，不同的家庭成员可以提出不同的视角，但是，最终由儿童决定放哪些素材到故事中，以及以怎样的形式放进去。由于讲故事的过程需要把原本混乱、碎片式的记忆、想法以及对事情的部分理解重新排序、整理，所以这个过程其实可以帮助儿童和整个家庭更加深入地理解所发生的事情，并赋予它们意义。即使在不同的时间、不同的环境下故事可能会受到限制，但故事本身要求的叙事连贯性是需要保持的。

并不是所有的儿童都会热衷在一个陌生的环境中使用他们在学校里所学习的方法。但是，其中的一部分儿童还是会非常乐意把讲故事的方式带到心理治疗的环境中，尤其是在这里，他们可以承担"专家"的角色。这样的经历有利于拓展、深化他们的精力，尊重他们学习的知识，把知识运用到家庭环境中。这无疑是教育中很重要的一个环节，即把所学的技能运用到实际生活中去。

与儿童工作给治疗者既带来满足感又具挑战性。对不熟悉儿童治疗的治疗者来说，儿童制造出来的作品和过程会令人困扰，除此之外，儿童缺乏领悟且很难用言语表达发生在内心世界的事，这些都会让治疗者觉得挫败。治疗者需要把自己放在儿童层面，与儿童一起工作。

（二）老年人的干预

一些实证研究指出，老年人寻求心理援助的意愿比较低，在一些有心理疾病的老年人中愿意接受心理治疗的比例仅为10%。在遇到丧亲问题时，老年人的哀伤反应会被正常化对待，而拒绝接受心理干预。另一方面，很多老年人会倾向于抱怨身体的状况，而不是延长性哀伤障碍这样的心理问题。例如，他们会反映自己头痛、失眠、胃口不好，从而求助普通的专科医生，而拒绝那些精神科医生或心理治疗师。因此，对于丧亲后持续哀伤的老年人而言，非常有必要进行及时的精神检查，以确定是由心理问题而非生理因素造成目前的症状。

在对老人进行临床治疗或评估时，要考虑到老人有一定的适应性。首先要考虑的是对临床场所物理环境的设计和组织，以防在不知不觉中降低老人的感官能力，如视力、听力、身体意志力等。同样临床评估和治疗过程中要考虑到如下因素：降低对老人的知识储备、专注力和解决实际问题能力的要求。丧亲后的老年人由于生理和心理的原因，容易出现疲劳症状，一些年长者知识储备能力也有限。在评估或治疗时，会谈时间要短，并结合家庭练习，多次缓慢而清晰地重复对于他们来说是有益的。一般来说对待老年患者要比对待年轻人更有耐心。

在会谈过程中，尽量少地使用抽象问题，这对提升老年患者心理治疗的效果有潜在的作用。一些研究指出，相比于支持性咨询，老年人更适合聚焦于解决具体问题的心理治疗。例如，身体或语言的角色扮演，能够整合有意义的具体的或感性的提示物，这些提示物来自患者自己的生活，如相片、食物和日记，在现实暴露中治疗师可以使用类似的策略来整合特定的潜在的创伤相关线索，这种策略能够帮助患者鉴别并提取记忆中相关的信息和知识，而且可以与创伤治疗中的标准暴露进行比对。

和年轻患者相比，与老年患者相处的时候，治疗师要在一定程度上表现得更加活跃，且结构化相比于年轻人来说，老年人一般进展比较缓慢。在未加治疗的情况下，会花费更长的时间。当面对老年患者时，如何对每个老人选用有效的治疗方法仍是一个额外的挑战。

四、针对丧亲者的特殊治疗形式

（一）团体治疗

哀伤的治疗过程极为复杂，每个人的情况都不一样。团体治疗的形式可以为小组成员提供互相支持的资源。临床心理学家沃登提出，在小组中可以帮助成员共同处理哀伤过程中所需要处理的四项"任务"，增加彼此的经验和反思。这些共同的任务包括：

任务一：接受丧失亲人的事实。

任务二：处理哀伤和痛苦。

任务三：适应没有逝者的环境。

任务四：重新安置对逝者的情感，并带着它继续生活。

需要注意的是，这四项任务并不是以先后顺序的方式呈现的，它们可能同时出现，也可能反反复复。

团体小组的组成可以包括以下一些原则：

（1）小组的组成。在组成小组时，咨询师必须要进行挑选小组，一般以7~10人为宜，除了咨询师，小组还需要一个负责人。小组成员最好有类似经历，包括相似的逝者死亡原因，此外丧亲时间长短也比较接近为好。

（2）设定工作目标。首先要让成员表述他们想要达到的目标，然后确定大家都认可的共同的工作目标，如果有人的目标和大家相距甚远，那他就不适合进入这个小组，需要考虑去别的小组。

（3）设置工作规范。首先由小组负责人提出基本的小组工作规范，避免一言堂式的独角戏。以下是一些常用的小组规范：成员要尽量按时参加组内分享的信息，不能跟别人谈论，每个人都可以畅所欲言，不要轻易提供诸如你必须、你一定这类的建议。

（4）小组负责人的职能是帮助小组成员互相熟悉和参与，这需要咨询师的支持和帮助，必要的时候可以由副组长帮助协调。

（5）考虑个人想法。新成员往往会有三种想法：这个小组适合我吗？我对这个小组会有什么影响或别人会对我有什么影响？人们会彼此关照吗？只有这些问题的答案是可以接受的，小组成员才会积极地参加活动。

（6）注意常见的冲突。小组活动有时可能会有冲突，导致冲突的原因很多，比如，在没有受到发言邀请的时候，直接提出命令式的建议或发号施令，而不是委婉建议不发言，这种情况一定要在小组活动一开始的时候就要注意解决。如果有人在小组活动的时候不谈，小组活动结束以后找心理咨询师谈，咨询师的正确回答是留到下次小组活动的时候再谈；如有人跑题，要请他说出原因，及时引导回正题；如果一个人占用太多的时间，需要加以制止，让大家都有分享的机会。对于各种可能出现的问题，咨询师要有预期并事先准备好应对方式。

（二）互联网远程心理治疗

过去十几年间，随着互联网技术的飞速发展，人们获得的线上服务大幅拓展。传统的心理咨询服务也开始转移到线上进行，越来越多的人通过互联网接受心理咨询服务。国外已经有很多研究对比了线上和线下的心理治疗，结果发现其效果没有显著差异，并且在线的远程心理治疗在帮助丧亲者处理哀伤方面有很多优势：

（1）网络资源会比线下资源更加丰富。患者更容易找到受过专业训练的、有哀伤咨询经验的心理治疗师，他们会比普通心理咨询师更符合丧亲者当下的需求。

（2）很多丧亲者不愿意出门。网络心理治疗可以在丧亲者熟悉的地方完成心理治疗工作。

（3）网络心理治疗的时间更人性化。可以根据个案自己的时间来进行选择，同时节省了交通和等待方面的时间成本。

（4）网络心理治疗的频次可以根据个案的实际情况进行约定。

（5）网络心理治疗可以是匿名的，对个案自身的安全性有保障。

（6）网络心理治疗的费用通常比线下心理治疗便宜一些。

另外，基于互联网的服务还可以为丧亲者提供即时的精神健康问题的筛查和评估。丧亲者可以随时在自己家里，通过手机或电脑，完成心理测量的专业测试，并获得个性化的反馈。他们可以根据系统反馈的建议来改善自己目前的生活状态。这些评估的结果，可以给他们呈现有针对性的信息，并提供心理干预的建议。如果网络心理评估系统设计得好，个体还可以重复登录进行测评，看到自己精神健康状况的变化趋势。另外，由于网络中不一定要求实名制，个体可以免去前往精神疾病医院所带来的羞耻感。而且网络评估的便利性和低成本，也可以大大降低个体的经济负担。

五、为丧亲者提供多元化的社会支持

（一）为丧亲者提供社会支持资源的必要性

研究发现，当个体在经历了巨大的创伤之后，社会支持资源有利于平复他们的心理创伤。

第一，社会支持资源可以有效缓解个体面临的压力。外部支持资源有助于他们解决现实层面的问题，而且当他们对外求助时，或者想要跟其他人交流时，可以得到及时的回应，降低他们的无助感。

第二，有效的社会支持资源还可以减少孤独感，增加自信和价值感。无论是亲友、社会组织或者是专业人士，当丧亲者的生活中有其他社交关系持续存在时，能减少他们的孤独感。另外，在社交关系中，可以获得被别人重视的感觉，从而增加自己的自我价值感。

第三，社会支持系统的监控可以有助于降低严重的病理性哀伤和其他精神疾病的发生率，并减少因家庭成员丧失而引发自杀的悲剧。

第四，社会支持系统所提供的资金、物质和服务方面的支持，可以解决生活方面的各种困难，增加丧亲者心理上的安全感，减少因为生活困难而产生的消极情绪。

第五，建立新的生命意义。由于家庭成员的丧失，尤其是重要家庭成员丧失时，丧亲者需要重新建立生活的秩序以及生命的意义。有效的社会支持系统可以帮助丧亲者看到未来更多的希望，通过有效的信息和咨询，适应新的生活秩序。

（二）社会支持资源的形式及功能

1. 政府主导的社会支持

政府是社会的政策制定机构和执行机构，它可以利用巨大的社会资源为不同的社会群体提供不同的帮助和支持。例如，汶川地震后，政府投资在当地重新进行基础设施建设，帮助当地人解决了生活困难的问题。

2. 亲友的社会支持

中国是重视人情关系的。亲人和朋友之间的支持通常是最直接也是最快速的，包括父母、兄弟姐妹、其他亲戚和朋友。

很多丧亲者在初期都有赖于亲友陪伴，得到情感上的安慰和生活方面的支持。这种支持往往具有持久性、针对性和有效性。

3. 社区网络的支持

社区，包括街道、村委会等是中国特色的行政末端组织。他们是代表政府部门，为丧亲家庭提供社会支持的实体机构。他们可以提供信息的支持，并为丧亲家庭申请政府对丧亲家庭的帮扶政策。

大量的物资、社会服务往往需要一个对接的窗口，社区就承担了这样的角色。社区可以帮助落实政府对丧亲家庭的各种福利政策，帮助社会组织对接到困难家庭，协助专业人士进行心理干预的措施。社区网格员还可以直接介入丧亲家庭中，为他们提供及时的心理安慰。

社区还可以提供一些活动场地，组织小区内的各种活动，帮助丧亲家庭回归社会。

4. 社会组织的支持

在发达国家，很多社会公益组织为丧亲家庭提供了关怀和精神慰藉。在我国也有很多不同类型的公益组织和非营利机构。很多公益组织设立了专项基金，帮扶青少年、丧亲家庭、患者家庭、医护人员等。还有一些社会组织拥有大量的社工和志愿者，通过政府购买服务或基金会的拨款，开展公益活动。

5. 工作单位

工作单位是每个家庭最重要的经济收入来源。危机之后，人们重新回到工作岗位，不仅为丧亲者带来了自我价值感，预防个体出现自我封闭和自我价值感的丧失，也为丧亲者带来了归属感和社会支持感。

6. 心理服务专业机构

专业服务来自社会支持专业队伍，他们提供着不可替代的重要作用。危机之后，一些专业服务机构开始对有需要的群体提供长程的专业帮助，为社工、心理咨询师、公益组织者以及志愿者提供了专业知识，可以更好地服务于丧亲家庭。

（杨琴执笔）

本章参考文献

[1] 刘建鸿, 李晓文. 哀伤研究:新的视角与理论整合［J］. 心理科学进展, 2007, 15（003）: 470-475.

[2] 徐洁, 张日昇. 丧亲对青少年心理影响的质性研究［J］. 教育学术月刊, 2011, 10（10）: 18-21.

[3] 宋潮, 李婉君, 蒙晓晖, 等. 失独父母创伤后应激障碍的症状结构、特征及预测因素［J］. 心理学报, 2018, 50（12）: 1400-1412.

[4] 王建平, 刘新宪. 哀伤理论与实务［M］. 北京:北京师范大学出版社, 2019.

[5] 何丽, 唐信峰, 朱志勇, 等. 持续性联结及其与丧亲后适应的关系［J］. 心理科学进展, 2016, 024（005）: 765-772.

[6] 何丽, 王建平, 尉玮, 等. 301名丧亲者哀伤反应及其影响因素［J］. 中国临床心理学杂志, 2013, 06: 932-936.

[7] 伍新春, 周宵, 林崇德, 等. 青少年创伤后心理反应的影响机制及其干预研究［J］. 心理发展与教育, 2015, 31（01）: 117-127.

[8] 徐慰, 何丽, 符仲芳, 等. 重大疾病丧亲者的延长哀伤症状及预测因素［J］. 中国临床心理学杂志, 2015, 23（002）: 277-280.

[9] 郑怡然, 柳葳, 石林. 丧葬仪式对丧亲者哀伤反应的影响［J］. 中国临床心理学杂志, 2016, 24（04）: 695-701.

[10] Dowling M, Rickwood D. Online counseling and therapy for mental health problems: A systematic review of individual synchronous interventions using chat ［J］. Journal of Technology in Human Services, 2013, 31（1）: 1-21.

[11] Rubin S. A two-track model of bereavement: Theory and application in research ［J］. The American journal of orthopsychiatry, 1981, 51: 101-109.

[12] Rubin S, Witztum E, Malkinson R. Bereavement and Traumatic Bereavement: Working with the Two-Track Model of Bereavement ［J］. Journal of Rational-Emotive & Cognitive-Behavior Therapy, 2017, 35: 78-87.

第六章

重大公共卫生事件中
一线工作者的
心理关怀

在危难时刻，最深沉的恐惧和不安也掩盖不了最真挚的希望与勇气。本章我们将走近那些守护在生命第一线的无名英雄们，感受他们在世界最暗角落里，用行动点亮希望的灯塔。他们的故事，不仅是关于生与死的记录，更是关于人性光辉的展现。让我们通过他们的眼睛，看到在绝望中依然执着于光明的力量，学会在不屈不挠中寻找生命的意义。

一、负重前行的一线工作者

医护人员无疑是公共卫生事件中的核心力量。他们目睹患者的痛苦和死亡，可能会产生自责、内疚、无力感等，还可能会出现职业倦怠、替代性创伤等心理问题。

工作繁重、任务多变让很多社区工作者感觉到不堪重负。有部分居民对社区工作并不理解，对他们多有指责和挑剔，这也让社区工作者感到委屈和愤怒。

在此，我们试图以医护人员、社区工作者和心理工作者为例，描述一线工作人员的心理状况，并提出进行调适和干预的方案，帮助他们调节情绪、舒缓压力，在工作的同时得以兼顾个人的身心健康。

二、一线工作人员的心理状况

（一）情绪层面

1. 恐惧

一线工作人员的恐惧主要来自两个方面：一方面，病毒本身会引发强烈的恐慌。病毒传染性强、传播途径广泛、潜伏期较长、早期症状特异性不高、感染后有一定概率演变为重症病例，加之目前缺乏对该病毒的针对性治疗手段，因此，对于需要与患者进行密切接触的医护人员而言，恐惧的情绪几乎在所难免。社区工作人员需要负责感染人群、疑似病例及家属的联系、安置等，而且不同于医护人员，他们并未进行集中隔离住宿，需每日往返于工作地点和住所，所以他们除了害怕自己被感染外，还不得不考虑家人被自己传染的风险。另一方面，信息的缺乏和掌控感的缺失也是导致恐惧滋生的重要原因。人们的工作、学习、社交和家庭等各个方面都被迫进行了调整，既往的生活模式被全盘打乱，一线人员面对知之甚少的疾病，除了需要适应自己的生活变化外，还目睹了工作对象因为疾病原因而发生的变故，这往往会强化他们"人生无常"的不确定感。

2. 焦虑

焦虑是指预期要发生危险或者不良后果时出现的担心、紧张等情绪。医护人员的焦虑主要表现为担心被工作中接触的感染者和疑似病例传染。在面对难治患者和危重患者时，医护人员难免容易产生紧张焦虑感。对于社区工作人员而言，工作量明显增加，工作内容也更为复杂，加之社区工作还承担着稳定居民情绪、维护社会秩序的重任，因此，他们不仅担心自己在工作中可能会被感染，还会担心工作无法完成，导致居民不满，甚至引发社会事件。

3. 抑郁

抑郁情绪在医护人员，尤其是急诊科、呼吸科、重症医学科的工作人员中较为常见。部分患者在全力抢救后仍然最终死亡，由于疾病的特殊管理，家属甚至不能来医院做最终的告别。在目睹这样的悲欢离合后，医护人员往往因为共情而出现情绪悲痛，严重的情况下，会出现持续的情绪低落、兴趣下降、自我评价低，精力下降、容易疲劳，睡眠差，部分医护人员甚至萌生出自杀的想法。

4. 易激惹

易激惹是一种剧烈而短暂的情绪状态，指个体情绪稳定性明显降低，易怒倾向增加，遇到刺激后出现强烈的愤怒、急躁等情绪反应，哪怕刺激十分轻微，且其反应强度仍然十分剧烈。同时，还容易出现攻击性行为。一般认为，长时间处于应激状态、过于疲劳是导致易激惹的重要因素。

面对突发的公共卫生事件，一线工作人员，尤其是医护人员和社区工作者长期处于高负荷状态，正常的工作节奏被打破，休息时间没有保障，工作内容也发生了很大变化。有一线人员抱怨安排的工作还没有来得及熟悉，就发现又被安排了新的任务。此外，他们面临的另一个挑战在于，除了处理自身的应激反应外，他们还不得不面对患者、家属和社区居民由于应激带来的各种负面情绪：应激带来的恐慌、焦虑、愤怒等情绪往往会被患者和家属无意识地投射给一线人员，他们倾向于不信任一线人员，认为他们不够认真负责，对他们的工作多有挑剔和指责。而长期的高负荷状态又使得一线人员疲于工作，很难理性地看待这些抱怨和指责，他们因此容易感觉到委屈和愤怒，觉得不被人理解，容易觉得不公平、被伤害，哪怕是很小的刺激也会感觉到对方的敌意，在和患者、家属打交道的过程中，倾向于采取一种防御—战斗性的姿态，因此常会导致医患矛盾和纠纷的发生。

（二）认知层面

作为应激事件的亲历者，一线工作人员可能会出现注意力不集中、记忆力下降、判断能力受损等情况。如果心理应激不能得到及时的干预，个体还可能变得"恍惚"，对周围环境的觉察能力降低，外界环境变化与个体的感受不相符；也可能出现解离性的遗忘，选择性地遗忘应激事件中的某个重要部分。认知层面的改变往往会对个体的工作能力造成较大的影响。

（三）行为层面

行为层面主要包括回避行为和人际改变行为两类。个体下意识地避开有关应激事件的场景和人物，也避免接触有关此事件的新闻和信息，与他人的关系变得疏远，无法信任他人，不愿和他人有深入的交流。此外，人际冲突也时有发生，因此容易出现医患矛盾。还有部分人出现酒精、烟草等物质滥用的问题。

（四）身心反应

一类是自主神经过度唤起有关的躯体症状，如心慌心悸、手脚发麻、多汗、坐立困难等。还有部分人员出现睡眠障碍，包括入睡困难、早醒、睡眠节律紊乱等，慢性疼痛、精力下降也较为常见。

（五）一线工作人员的特殊心理处境

1. 道德创伤
道德创伤的发现最早起源于对军事事件的研究，士兵对战争中所做之事的道德评判会影响其健康状况，此后，谢伊（Shay）将道德创伤定义为个体因行为违反自身的道德信念与期望，出现的一系列心理、生理及社会反应。邦博（Bombo）等人的研究发现，对于某些社会服务型职业，如医生、心理从业人员、社会工作者等，为他人提供服务和帮助是他们的义务，也是其职业价值的体现，当他们没有成功地帮助他人、目睹他人的痛苦和死亡时，容易遭受自身道德良知的谴责，从而出现道德创伤。道德创伤会引发严重的内疚、自责、愤怒等情绪变化，导致行为的回避、退缩，部分人还会表现自我惩罚的倾向和行为，如物质滥用、自伤、自杀等。

根据对"心心语"热线资料的统计，几乎所有来电的一线工作人员都出现过内疚、自责、无力等情绪。对于医护人员，病毒让他们不得不再次直面他们能力和工作的有限性：由于大量病人的涌入，医疗资源严重短缺，医护人员有时甚至不得不面临选择先救治谁的难题。他们每天目睹患者的痛苦，虽然竭尽所能地帮助患者，但部分患者仍然病情危重甚至死亡。对于心理工作者，热线早期大量的求助者希望能解决的是能及时检查、住院、出行、生活保障等现实问题，而心理工作者只能提供情绪支持，这让许多热线工作人员感到自己的帮助太过微不足道，常常有强烈的无力感。对于社区工作人员，他们虽然不参与对患者的救治，但确诊患者的就医转运、疑似病例的隔离安排、患者家庭成员的情绪安抚与生活照顾、社区群众的生活、医疗保障等工作都有赖于他们的参与，在这个过程中，他们看到因患者死亡带来的家庭悲痛和生离死别，因为隔离治疗导致老人、孩子甚至宠物失于照顾等现象。此外，一些居民出于对社区工作的不满而指责抱怨他们，这让他们感觉到自己无能为力，认为是自己做得不够好。

内疚感是道德创伤的核心情绪，受道德创伤所影响的一线人员出现的悔恨、自责、焦虑、痛苦都与此有关，他们会认为他人的痛苦与自己有关，怀疑是不是自己的工作做得不够好，甚至做错了，认为自己心态不好、能力不够，因此不能帮助他人，甚至会因为他人被感染而自己安然无恙而感到良心不安。

当这样的内疚持续存在，或者被无限放大时，会严重影响他们的工作状态和身心健康。

2. 职业倦怠

职业倦怠的概念最早由弗罗登伯格（Freudenberger）在 1974 年提出，指在助人行业中出现的情绪性耗竭的状态。此后，这一概念被扩展为对工作上长期的情绪及人际应激源作出反应而产生的心理综合征，是个体在工作重压下产生的身心疲劳与耗竭的状态。职业倦怠的表现一般包括以下三方面：① 情感衰竭：处于情感衰竭的个体，会失去活力和工作热情，感觉自己处于极度疲劳的状态。情感衰竭是职业倦怠的核心表现。② 去人格化：指个体刻意在自身与工作对象之间保持距离，以冷漠、忽视的态度对待工作对象和环境。③ 无力感或低个人成就感：指个体倾向于消极地评价自己，并伴有工作能力以及成就体验的下降，觉得工作枯燥乏味，不能在工作中实现自身的才能。

由于工作时间过长、工作量过大、工作强度过高，几乎所有的一线工作人员都面临职业倦怠的风险。其中，医护人员是最容易出现职业倦怠的人群。尤其是在事件早期，这一风险尤为突出。由于大量患者急需治疗，医疗资源严重短缺，医护人员必须在防护不足的情况下长时间、超负荷工作，他们长期处于应激状态，心理压力无法化解，出现愤怒、焦虑、恐惧等情绪，难以调节；他们对工作的满意程度明显下降，有不少医护人员萌生出离职的想法；在人际关系方面，他们容易同患者和家属产生矛盾；此外，职业倦怠还会导致失眠、食欲下降、容易疲劳等生理反应。

3. 替代性创伤

替代性创伤这一概念由萨克维汀（Saakvitne）和皮尔曼（Pearlman）于1996 年提出，最初是指专业心理治疗从业者因长期接触病人，受到治疗关系互动的影响继而产生了类似病症的现象，即治疗者本人的心理也受到了创伤。目前，这一概念已经拓展，意指在严重创伤或灾难性事件中，目睹、了解详情，或有救助责任的人群的创伤体验和不适反应。替代性创伤往往让个体产生悲观、绝望的想法，动摇其核心价值与观念。替代性创伤的主要症状包括创伤反应与人际冲突，具体表现为：情绪变化，如焦虑、恐惧、麻木、绝望，情绪不稳等；社交回避，或容易与人发生冲突；躯体变化，如疼痛、睡眠问题、容易疲劳等。

替代性创伤多发生在照护的工作人员身上，如医师、心理工作者等。一般认为，个体越接近灾难现场，受到创伤的危险性也就越大。危机中，医护人员、心理工作者在日常工作中不得不面对患者的生理和心理创伤，因此，很容易成为替代性创伤的高危人群。此外，社区工作人员由于需要密切接触患者及其家庭、长期暴露在大量的创伤性信息之下，容易与他们产生共情，因此，也可能发生替代性创伤。

三、一线工作人员的心理干预

一线工作人员的心理干预包括团体干预与个体干预，可采取面谈、视频干预和电话干预的形式。

（一）团体干预

1. 危机事件集体解压

目睹车祸、地震、死亡等场景，往往会使人体验到强烈的情绪反应，并可能影响到正常的生理功能。一线工作人员在面对患者死亡、自杀等事件后常出现明显的心理反应，危机事件集体减压（Critical Incident Stress Debriefing, CISD）作为一种简易的支持性团体治疗，可为受影响的一线工作人员提供简单易行的心理干预。

1）CISD 的目标

在公开的场合下帮助一线工作者讨论、表达内心的感受；为一线工作者提供心理支持与安慰；寻找可用的资源；帮助一线工作者在心理上（认知上和感情上）消化、修复创伤体验。

2）CISD 的时限

灾难发生后 24～48 小时是理想的干预时间，6 周后效果甚微。正规 CISD 通常由心理治疗师或心理卫生专业人员指导，事件发生后 24～48 小时实施，指导者必须对小组治疗有广泛了解，指导者必须对急性应激反应综合征有广泛了解，在事件发生后 24 小时内不进行 CISD。原则上，严重事件中涉及的所有人员都应该参加 CISD。

3）CISD 的时期操作流程

第一期为介绍期：领导者进行自我介绍，并介绍 CISD 的规则，详细解释保密的设置。

第二期为事实期：请团体成员描述事件发生过程中他们自己的实际经历和过程；询问团体成员在严重事件过程中的所在、所见、所闻和所为；每一团体成员都需要发言，整个事件在不同成员的表述下拼成完整的拼图。

第三期为感受期：询问有关感受的问题，如事件发生时您的感受如何？您目前有什么样的感受？您以前有过类似的感受吗？

第四期为症状期：请团体成员描述自己的应激反应的相关症状，如失眠、食欲不振、闪回、注意力不集中、记忆力减退、决策和解决问题的能力降低、烦躁易怒、易受惊吓等；询问事件过程中团体成员有什么不寻常体验，目前又有什么不寻常体验？事件发生后，生活有什么改变？请团体成员讨论这些体验对他的家庭、工作和生活有没有造成什么影响或者改变？

第五期为辅导期：介绍正常的应激反应；提供准确的信息，分析事件、应激反应模式；正常化应激反应；讨论适应能力的恢复；讨论积极的适应和应对方式；提供有关进一步治疗与干预的信息；提醒可能的并存问题（如饮酒）；

提供减轻应激的相关策略；帮助其自我识别症状。在辅导期，每个人的适应能力是不同的，这个阶段帮助个体区分哪些反应是正常的、合理的，哪些反应是过度的、病理的。危机事件发生后一月内出现的对事件的敏感反应、插入性的记忆、情绪变得烦躁或者抑郁、与人疏远等，属于危机事件发生后的一般反应。但如果一月后这些反应没有减弱，则是反应过度的表现。对于这些心理反应，个体应转移注意力，培养自己的兴趣，计划一天的工作，和亲人沟通、表达自己的感觉，或者求助专业的医生，这些都是积极的应对方式。避免采用饮酒、压抑等不好的应对方式。

第六期为恢复期：总结晤谈的整个过程；讨论未来的行动计划；重申共同反应；强调团体成员之间的相互支持；探索可利用的资源。团体领导者总结后回答团体成员的问题，以及提供后续干预的保证和信息。

晤谈的整个过程需 2~3 小时（一次干预的时间）。严重事件后数周内需进行随访。CISD 的注意事项：

（1）对那些处于抑郁状态的个体或以消极方式看待 CISD 的人，可能会给其他参与者带来负面影响，不宜进行 CISD。

（2）考虑 CISD 与特定的文化性仪式相一致，在一些情况下，文化仪式或宗教仪式可以替代 CISD。

（3）对于急性悲伤的个体，如家中有亲人去世，则并不适宜参加 CISD。因为不是正确的时机，可能会干扰其认知过程，引发精神障碍；如果参与 CISD，受到严重创伤的个体可能为同一会谈团体中的其他人带来更具灾难性的创伤体验。

（4）CISD 是团体干预方法，一般不适用于只在受害者中单次实施。

（5）晤谈结束后，干预团队要及时组织参与 CISD 干预的人员进行团队晤谈，缓解干预人员自身的压力。

（6）不要强迫团体成员讲述灾难细节。

2. 哀伤辅导

哀伤辅导是帮助人们在合理时间内表达正常的悲伤，并健康地完成悲伤的过程，以重启正常生活的能力。其终极目标是帮助生者处理与逝者之间因为丧失而引发的各种情绪问题，并完成未完成的事务。哀伤辅导有四个特定目标：① 增加失落的现实感。② 帮助个体处理已表达的或潜在的情绪。③ 帮助个体克服失落后，重新再适应过程中的障碍。④ 鼓励个体向逝者告别，以健康的方式，坦然地将感情重新投入到新的关系里。

3. 巴林特小组

巴林特小组是一种团体心理辅导的形式。巴林特（Balint）医生最早采用这种形式来培训和提高医生理解病人的能力。如今，巴林特小组已在许多国家运行，旨在改善和深入医患关系，以及减轻临床一线人员的耗竭和促进病人对医师干预的反应。

巴林特小组的主要活动内容是一个团队的医师和护理人员与经过培训的团体领导者（多为精神科医师或心理工作者）一起定期"开会"，讨论其从事医疗服务过程中所遇到的与心理社会因素有关的案例，主要针对医患关系进行重点讨论。巴林特小组不仅仅讨论与心理学相关的问题。案例中还包括医护人员遇到的不同的患者类型，以具体讨论病人的特点和该医务人员在医疗过程中观察到的事实和内心感受为依据，通过提问、讨论、建议等方式，集合团体里各位医务人员的力量和智慧，来共同处理这些难题。

巴林特小组一般由一个主持人和 8~12 名成员组成，其活动的五个流程包括：① 医护人员自我介绍。② 医患矛盾案例提供。③ 对案例进行事实提问和澄清，组长主持，小组成员提问，由案例提供者解答。④ 案例提供者退出小组，坐在一边，不参与发言。小组其他成员就案例进行讨论，不可以评论、批判案例提供者的做法，只谈论自己的感受和做法。⑤ 案例提供者回到小组，分享听完之后的感受。

4. 智慧圈

这一技术可以帮助心理从业人员处理自身在和来访者一起工作时产生的情绪影响。使用这一技术的前提是心理从业人员同意在一个安全的团体环境中自我暴露，并且团体成员之间有足够的信任和接纳。治疗者们按照传统坐成一个圆圈，预示着生命及所有相关内容的延续。在这个"避难所"里，一般是6~20个人坐成一圈，以创造一个安全的环境，容纳伤痛、分享纠结、深度倾听，并修复创伤的心灵。

按照团体传统的规则，意图增加有意义的分享和自我反思。团体领导者作为"圆圈守护者"，向成员解释团体规则，提出关键的反思性问题，并保证整个空间的安全性。在圆圈的中心，摆放一个稍显神圣的物体或写一个标识，来标志团体的空间。团体中的沟通是通过传递"谈话棒"进行的，而这个谈话棒是由各种自然的装饰元素做成的，比如，贝壳、羽毛、丝带和彩色的珠串挂饰。领导者首先向团体成员介绍一下团体活动的流程，然后作为"圆圈守护者"，邀请团体成员站起来做一个开场小活动。这个活动是提前设计好的，目的是引出下一部分要讨论的话题。活动可以邀请组员象征性地走到圆圈中间，分享他生活中最重要的一件事，说说今天的目标，或是朗读自己的一段反思内容或诗歌。

在开场活动之后，"圆圈守护者"会向全体成员提出一个预先设计好的问题，然后开始以顺时针方向传递"谈话棒"。每一位组员都拿着"谈话棒"回答这个问题，然后安静地交给下一个人。团体中的原则是，不论什么时候，只有拿着"谈话棒"的人才可以说话（有必要的时候，圆圈守护者可以参与）。当一个人分享时，其他人需要安静地倾听。当"谈话棒"传完一整圈后，"圆圈守护者"可以继续下一轮传递，以进一步反思。在这一轮，组员可以分享自己更多的故事，或是对上一轮的分享中触动自己的内容作出回应。在这之后，"圆圈守护者"可以在最后传递一次"谈话棒"，或是进入下一个问题。在所有问题都讨论过之后，邀请组员安静地坐一会儿，与自己的感受和情绪在一起，感受他们被纠结的自我搅动之后的样子。在这之后，"圆圈守护者"会收回"谈话棒"，并邀请组员们分享对于今天内容的感受。

智慧圈让心理工作者在一个安全而有联结的空间中，给予他们的伤痛应有的尊重，成为治愈疲惫心灵的一剂良药，并帮助他们以新的方式重新回到工作岗位，再一次绽放光辉。

（二）个体干预

1. 健康教育

面对突发的、未知的事件，人们常常本能地出现恐慌、焦虑等不良情绪。信息越缺乏，此类负面情绪越容易传播。因此，帮助个体及时获取全面、客观的信息是有效防止恐慌蔓延、保证人群心理健康的重要方法。在突发公共卫生事件发生后，有必要对一线工作人员进行有关该疾病的临床表现、传播途径、防护措施和治疗方法等内容的健康教育。

健康教育的另一个重点在于帮助一线人员了解并接纳自己的情绪。需要让他们理解：焦虑、恐惧、愤怒等情绪是人类的正常的情感，也是在面对应激事件时的反应，具有重要的适应性意义。在面对重大公共卫生事件之际，产生这些情绪是我们心理调节机制正常运行的结果，等时过境迁，这些不良情绪就会慢慢解除。这和临床的病理性焦虑完全不同。

2. 心理干预

1）正念行动计划与接受承诺疗法的结合

"我在此时此地，接纳我的感觉，注意我的思维同时做我关心的事情。"这句话中的言语行为为在厌恶的刺激面前做出基于价值导向的反应提供了机会。当前，我们所有人都面临因突发公共卫生事件造成的社会、经济和个人动荡，在困难的时候，选择对我们最重要的事情，有助于我们找到立足点，继续前进。

接受承诺疗法（ACT）可以帮助心理工作者在危机期间通过一个框架来解决那些人们经常想要逃避的行为或事件。这种回避可能在短暂时期内产生缓解；但从长远来看，也可能会造成更大的阻碍。ACT 的目标是帮助来访者实现他们的长期目标，过上与他们的价值观相符的生活（即使在最困难的情况下）。而危机下的一线工作者，现在比以往任何时候都需要关注。

　　ACT 已应用于许多临床问题，例如，焦虑和物质滥用，并且有充分的基于诊断类别的证据基础。从行为主义的角度看，当人们面临压力、危机和创伤时，将发生令人厌恶的事情。不适的条件性反应和非条件性反应会引发恐惧，悲伤和忧虑（即感觉），以及环境刺激和我们自己的情绪反应都诱发了不好的言语行为（即思想）。这种言语行为反过来改变了环境事件的刺激功能，进而引发和唤起更多令人反感的想法。通常，我们习惯的回应方式是试图回避或避免一切的发生。

　　应用 ACT 的传统方法是使用 ACT 六角模型：

　　六边形的六个组成部分包括：① 以己为景 / 观察性自我（Self-as-context）；② 与此时此刻连接（Contact With The Present Moment）；③ 接纳（Acceptance）；④ 认知解离（Defusion）；⑤ 承诺行动（Committed Action）；⑥ 认定价值（Values）。

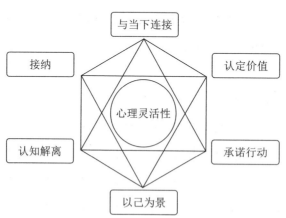

ACT 六边形

正念行动计划（MAP）植根于 ACT，创建了具有以下六个组成要素的清单，以帮助建立心理灵活性：① 我在（I Am）；② 此时此地（Here Now）；③ 接纳我的感觉（Accepting The Way I Feel）；④ 注意我的思维（Noticing My Thoughts While）；⑤ 当我正在做（Doing）；⑥ 我关心的事情时（What I Care About）。如下表所示：

正念行动计划（MAP）

	我在此时此地，接纳我的感觉，注意我的思维，同时做我关心的事情。	
	外部世界的议题	
我是	注意你是否被任何无益的自我描述所影响，让那些认为自己有问题的想法随风而去。	
此时此地	把你的情境意识集中在你正在做的事情上。注意此时此地发生了什么，而不是被不属于你现在的事情所缠绕、控制，放下这些让人分心的事情。关注与你的行动相关的事情。	
接纳	允许你自己承认你的任何情绪，而不是试图去控制情绪。接纳这些情绪，并朝着自己的价值目标前行。	
注意	准备好去注意那些与你的价值取向一致的想法和行动。如果这些想法没有帮助，就让它们随风去吧。	
正在做	**待办事项清单**	
我所关心的	**价值导向的动机**	
	——个人价值观：描述你选择该行为的动机以及为什么确定该目标。	
	设计目标绩效管理	
	确保所有目标行为的资源都能获得。	
	向公众宣布你承诺的行为目标。	
	告知你的监督搭档你的承诺和目标。	

描述你的激励措施，绩效标准和最后期限：

接纳承诺疗法（ACT）与正念行动计划（MAP）元素的匹配

	ACT元素	MAP元素
1	以己为景	我是……
2	与此时此刻相连接	此时此地
3	接纳	接受
4	认知解离	注意
5	承诺行动	正在做
6	认定价值	我所关心的事

（1）"以己为景"。

即在当前经验之外还有一个观察者的自我或者本觉意识（Pure Awareness）。它可以帮助个体放弃那些没有助益的、价值取向的行为。帮助来访者学会识别自己的角色：你不是你的头衔、情感、感觉、想法或冲动，所有的这些都只是你的经历。这种观点使人们在面对压力刺激事件时能保持更多的灵活性，能进行以价值观为基础的自我关怀，而不是被"我是一个努力工作的人"这样的标签所驱使，直至身心俱疲。

正念行动计划中的"我是"这一要素与"以己为景"是一致的，并提出以下建议：请注意，如果您受到任何无用的自我描述的影响，放手让它随风去吧。

放手说起来容易，做起来难，但这是一个可以学习、实践并不断提高的技能。试试这个：

花点时间静静地坐着，专注于你的呼吸。回忆一下你一年前曾经做的一件事，尽可能生动地回忆它。想象一下，您正在从看电影的角度观察当时发生了什么，看到了什么画面，听见了什么声音。对自己说，你就在那里，经历着这一切。继续多看几分钟那段记忆。看完这些想法后，再慢慢吸气，让自己清楚地知道，你就在这里，现在，正在经历这些。让自己沉浸在这个经验事实中：在你的一生中，你身上的某些东西一直是你。此时此地的你在去年的那段记忆里。我们不单只是发生在我们身上的一切的总和，而是经历着这一切的人。

（2）当下正念：此时此地。

"与此时此刻连接"涉及体验此刻正在发生的事情，而且不去试图预测或改变这种体验。"现在"是人们可以做出任何回应的唯一时间；但是，根据基林斯沃思（Killingsworth）和吉尔伯特（Gilbert）的研究，一天中47%的时间，人们正在关注与当前行为无关的其他事情。人的言语行为能力使人们记住过去事件，比较当前事件，使情况达到理想状态，并计划未来的行动。这个行为可以带来很多好处，但也往往使人们忘记了去关注当前发生的事情。如下文案例中的社区工作者王琴，她反复担心自己无法重新回到工作岗位上，担心同事对她产生不好的看法，担心自己会把病毒带给家人。所有的这些担忧和思考让她没法关注到当下自身的状态，心理上的僵化（Psychological Inflexibility）加剧了她的心理问题。

MAP的"现在"元素与当前时刻相联系，它的核心要点是将情境意识集中在你所做的事情上。请注意此时此刻发生的事情，而不是陷入目前不在你控制范围内的事件中，放开这些会分散注意力的事件，专注于你的行动。

（3）接纳：接受。

接纳是我们在本能地回避消极想法或感受之外的另一种选择，即一种允许不愉快的经历存在，而不试图否认或改变它们的积极选择。正念行动计划的"接受"部分与接纳承诺模型给出以下建议：让自己承认自己的情绪、感觉，不要尝试去控制它。简单地拥抱这些感觉，并朝着自己的价值目标继续前行。

接纳并非接纳承诺疗法的目标，而是一种鼓励去采取能够带来积极结果的行动的方法。

（4）认知解离：注意。

认知解离指的是用来改变个体对自己的想法和感受的反应的技巧。接纳承诺疗法并非限制我们的负面体验，而是帮助我们面对它，减轻它在我们心中的分量，然后从它的另一端走出来。

正念行动计划的"注意"元素与承诺行动治疗模型中的认知解离给出以下建议：在向着价值目标行进的过程中，注意脑海中出现的任意想法。如果这些想法是没有帮助的，那么放开这些想法。将这些分散注意力的思维视为与行动脱节，选择一种有意义的方式行动。

（5）承诺行动：做。

正念行动计划设置了"通过绩效管理来设计获得成功"的机会。MAP指导个体使用清单来提供事先获得支持（例如"确保所有必要成功行动的资源已获得"）和应急管理指令（"公开宣布你对实现绩效目标的承诺"和"提醒你的责任伙伴关于你的承诺和目标"）。包含形成一个明确行为契约（"说明激励措施，绩效标准和最后期限"）显示了ACT（即接纳、认知解离、以己为景、价值和此时此地）与传统的行为分析技术的紧密联系，支持绩效管理方法。MAP的"正在做"元素与ACT模型中的承诺行动相匹配，并给出了指示：制定客观的待办事项清单。行为分析师非常擅长设定目标和分解目标、创建待办事项列表的任务。现在需要的是根据内容提高对任务进行优先排序的技能。选择当下最重要的事情优先去做。

（6）价值观：我所关心的。

接纳承诺治疗训练模式表明，阐明一个人的价值观可以增加心理灵活性——当环境出现一定困难时，价值的确定与阐明可以增强个体改变的动机和能力。

正念行动计划中的"我所关心的"部分与行为模型中的价值观相一致，给出了建立价值观的指示，采取以下行动：描述从事你所选择的行动的动机，以及为什么你要将这个行为作为绩效目标。

接纳承诺疗法的核心是现在、此刻对你来说什么是重要的，这个重要的事情在将来对你而言依旧是重要的。对大多数人来说，危机时期会导致工作重点的重新调整，并对什么是最重要的提出疑问。

接纳承诺疗法试图发展一种自我觉察，即一个人把意识当作个体事件发生的舞台来体验。它是一种观察事件的语境或视角。

在这种情况下，我们在任何特定时刻都选择全力追求与我们的价值观相符的目标和行为。而通过正念行动计划的训练，我们习得和运用技巧来使自己能够按照我们所珍视的价值观去生活。

2）针对内疚的特殊干预形式——创伤性内疚感减轻疗法

创伤性内疚感减轻疗法（trauma-informed guilt reduction therapy，TrIGR）是一种跨诊断的认知行为干预，为处理内疚、自责等道德创伤导致的核心情绪提供了一个简便有效的操作模型。TrIGR 模型是建立在非适应性内疚和羞耻模型基础之上的。当内疚感帮助一个人的行为变得更亲社会、更受价值观驱动时，它是可以适应的。例如，因违反社会距离准则而感到内疚可能导致人们此后在与人的距离保持上更谨慎，从而改善内疚。相反，当痛苦被当作错误行为的证据时，非适应性负罪感就产生了（例如"我感觉很糟糕，所以我一定是做了什么很可怕的事情"）。如果一个人开始相信他们在压力事件中所扮演的角色否定了他们作为一个人的价值，内疚感可能会变成羞耻感。社区工作人员王琴认为是自己的心理状态不好、能力不够会给同事、整个团队乃至整个社区的危机应对造成不好的结果，她不敢给同事打电话，认为别人都在忙，只有自己在休息，内疚在此刻已经变成了一种羞耻感。这种羞耻感与她自身的精神疾病没有直接关联。

NAGS 模型，即内疚、羞愧和痛苦的循环模型（negative affectivity guilt-shame cycle），是一种心理健康理论框架，旨在解释个体如何通过经历内疚、羞愧和痛苦的循环而出现心理症状和功能问题。该模型认为内疚和羞耻是来访者表达价值感一种方式（例如，"如果我不感觉糟糕，那么我将真的是一个坏人"）。TrIGR 帮助患者准确评价自己在负面事件中的角色，并找到积极的方式来表达重要的价值观，从而减少通过内疚和羞愧来表达价值观的需求。

在向来访者介绍 NAGS 模型并确定内疚的来源之后，TrIGR 治疗师通过评估经历内疚和羞愧的人的四种常见认知，帮助来访者准确评估他们在压力事件中的行动／不行动［库巴尼（Kubany）等，2004］。可预见性评估通过帮助来访者记住在压力事件发生时他们真正知道的和真正有能力做的事情，来帮助他们克服事后的偏见（"我当时就知道我应该做别的事情"）。

总之，治疗师要帮助来访者寻找替代的和更适应的方式来表达价值，而不是通过持续的内疚和羞耻感来表达，并帮助来访者设定与重要价值一致的现实目标。

四、一线工作人员的多元化社会支持

（一）家庭支持

家庭是人类历史发展的产物，是个体基本生活单位以及社会的基本组成细胞。它为个体的生存与发展提供了基本的物质保障与心理、情感的支持。家庭支持是家庭功能中的一个重要成分，主要指家庭成员，如父母、伴侣、子女等所展现出来的旨在帮助个体更好地履行工作和非工作领域的角色或职责。有研究认为来自家庭的归属感可以给个体带来生命的意义感。赵娜等人的研究发现生活满意度在家庭支持与生命意义感中起中介作用。面对突发的公共卫生事件，奋战在一线的工作人员长期暴露在高风险的环境中，不仅要面对各种创伤性或压力性事件，他们自己的生命安全和心理健康也受到了极大的威胁，而来自家庭成员的支持是一线工作人员的重要力量来源。

当一线人员面临较大的压力情境下，如果家庭成员能给予更多的关心、支持和鼓励，他们的压力和焦虑将得到极大的缓解，有助于他们积极面对困难和解决问题。

家庭支持主要包括工具性支持和情感支持两个方面。工具性支持，比如，一线工作者的家人可以多承担一些家庭事务：家务、照顾孩子等；情感支持，主要是指家人应给予一线工作者精神上的理解、支持和鼓励等。

（二）组织支持

艾森伯格（Eisenberger）于 1986 年提出了组织支持感（perceived organizational support），指的是"组织中的员工对组织在多大程度上重视他们的贡献、关心他们福利的一种总体感受"。此后，罗兹（Rhoades）等进一步将组织支持感定义为"组织在有利或者不利的境况下对待员工是否会有所不同，并且是否重视他们贡献的一种感受"。王俊等人的研究表明一线工作者感知到的组织支持程度越高，其工作投入水平越高。在高组织支持的工作环境中，一线工作者感到与领导和同事之间产生情感纽带后，更有可能将工作价值和工作目标内化，从而采取积极态度和行为投入工作来回报组织。由此可见，在危机中，为一线工作者提供系统的组织支持，有助于提升他们的抗压承受能力和工作效能，这也是相关组织和单位应急管理工作的重要部分。根据以上组织支持感的相关定义，为一线工作者提供系统的组织支持，让他们有较好的组织支持感受，需要组织关心他们的利益、认同他们的价值，并在实际工作中提供全方位的支持，包括信息支持、工具支持、情感支持和评价支持等。

（三）信息支持

信息支持指的是帮助一线工作者及时掌握与工作相关的信息，以提高个体的可控感。确保向所有员工提供高质量的沟通和准确的信息更新。比如，提供防护的岗前培训、提供疑难问题的处理方案或者督导支持等。除了信息尽可能科学、全面地提供，还应注意及时性以及覆盖面。

（四）工具支持

工具支持是指为一线工作者提供切实的帮助，比如，提供物资、人员的帮助等。物资方面，需要根据一线工作者的工作性质提供相应等级的防护物资，保证物资的充足和及时发放；此外，在后勤保障方面，比如，工作餐营养搭配、提供必要的单独住宿和交通支持需求；根据情况调整工作安排，比如，让一线工作者从高压力到低压力轮流工作，让没有经验的员工与更有经验的同事合作，安排好轮休等。

（五）情感支持

情感支持主要指组织要向一线工作者表达爱、信任、认同及关心等。例如，第一，时常问候他们，倾听他们的工作状况、身心状态，鼓励他们表达自己的情绪，经常性给予支持鼓励。第二，对直接受到压力事件影响或有家庭成员受到压力事件影响的工作人员实行弹性工作制。第三，确保工作人员了解他们可以在何处和如何获得精神卫生和心理社会支助服务，并为获得这些服务提供便利。第四，做好一线工作者家庭的后援工作等。

（六）评价支持

评价支持是指通过给予一线工作者的行为肯定、认可、表扬和鼓励等，以此提升他们对自己工作意义和价值的认可。① 肯定工作的意义和价值。组织可以利用各种宣传平台、社交媒体传达那些一线工作者在工作中典型的动人事迹和暖心故事。②建立良好的反馈机制，并对各战线的一线工作者给予及时、全面、正向的反馈，增加他们的自我效能感。③建立良好的激励机制，加强对一线工作者及家属的政策补贴。

（七）其他社会支持

研究结果显示，存在焦虑及抑郁情绪的一线工作者，认为负面情绪与其受到的自身感染病毒的压力相关。在公共卫生事件中，身为一线工作人员，会更加关注自身的健康问题，医护人员被感染等消息以及一些故意夸大事实、耸人听闻的社会舆论，较大程度上给一线工作者的焦虑情绪产生了一定影响。这也提示相关部门，应给予社会和大众正面舆论导向，有关卫生部门也应在加强一线工作人员健康保障、健康促进方面发挥更加积极的作用。

一线工作者在公共卫生事件中所感受到的压力，还有一部分来源于被邻里和社区限制出入小区、被亲人好友孤立等。由于近距离接触患者，一线工作者的身心都承受着巨大的压力，他们常常被社会大众乃至亲朋好友认定为"高风险人群"。虽然主流媒体都在颂扬这些英勇美丽的逆行者，但当真正要靠近这些与病毒最紧密的英雄时，人们内心对危机的恐慌和认知的偏差是难以避免的。大众传媒和相关单位应做好相应的知识健康教育，提供一套科学的进出入管理和流程方案，既让群众能够理解和接纳，也不会寒了一线工作者的心。

五、一线工作人员的自我关怀

一线工作者在繁忙的工作状态中，往往容易忽视自身的身体和心理状态，缺乏必要的自我关怀。以下介绍了6种在特殊时期一线工作人员的自我支持方法，这些方法已被有关研究证明有效。

（一）有节制地浏览有关信息报道

当然，要随时了解相关信息，接受科学渠道的消息和建议。但不要花几个小时让自己沉浸在耸人听闻的悲观主义之中。保持消息灵通，但要以现实为基础，保持乐观。一线工作者在身体上和心理上已经超负荷，在休息时期建议不要过度使用媒体，把这些宝贵的时间用来照顾自己。

（二）维持时间表或生活日常

重大公共卫生事件突发，生活节律被打乱，很多父母会为在家的孩子制定一个时间表，但没有注意到成年人也渴望规律和结构。所以作为一线工作者，在多变的环境下，日程安排必须兼具结构性和灵活性，避免浪费时间和无所事事。几十年的研究表明，那些有明确目标和明确时间表的人效率更高（焦虑也更少）。

（三）关注你的思维

认知重组始于自我意识和自我监控。我们必须认识到公共卫生事件中对我们的各种暗示和影响。

虽然我们的集体焦虑很容易理解，但我们有能力纠正认知扭曲。就像我们成功地帮助我们的病人一样。

（四）练习日常感恩

我们的情绪系统构成了一个信号系统，可以提醒我们周围和内部的情况。当出现威胁时，我们会体验到表示"危险"的物理感觉，从而触发经典的战斗或撤退反应。积极的情绪比消极的情绪更微妙，这可能是因为它们对基本生存至关重要。因此，人们（尤其是一线工作者）更容易受到负面情绪影响，而对自己的积极情绪却意识不足，特别是在危机期间。

研究表明，正面情绪与负面情绪的总体平衡一致地预测了我们的主观幸福感。积极的情绪，如喜悦、满足和爱，能使我们的感觉和思维深度更加丰富和广阔。快速彰显那些积极情绪的一种方法是激发感激之情。

我们可以撰写关于一天积极事情的简短日记，在日记中记录好事情，或者在临睡时识别这些事情，或者考虑写过期的感谢信，或者进行（虚拟的）感谢访问。感恩运动是积极心理学中最好的文献记载和研究成果之一，它们可以减少负面影响并提高幸福感。即使在危机期间，每天都有幸福时刻和其他积极情绪出现，但我们经常无法吸收和内化它们。无论是在头脑中还是在书面上做笔记，都可以使积极情绪持久化。

（五）做一些正念冥想

一线工作者的生活通常是忙碌而复杂的，公共卫生事件加剧了这种忙乱。我们建议在一天中做一些简短的冥想时刻。

我们所说的正念是什么意思？用最简单的术语来说，就是以一种特定的方式，有目的地、在当下时刻，不带评判地关注。正念令人印象深刻地整合了几种自我关怀策略：它关注身体，在关注来访者和自我关怀之间设定界限，重构你的大脑思维，并代表了至少暂时逃离日常职业活动。

在你开始一天的工作之前，仔细思考一下。即使是两分钟的停顿也有帮助。一个简单集中注意力的练习就足够了：在办公室里安静地坐 30 秒，平静地深呼吸，清除头脑中稍后需要做的事情，专注于此时此地，然后关注你即将见到的患者。这些停顿，这些反思的时刻，就是在练习正念。

根据临床经验和研究，这些简短的正念练习可能会让心理工作者与来访者更好地建立关系，进而更快地感知他们的情绪状态。

（六）与你的支持系统连接

社交隔离、待在家里、远程工作及长时间的隔离都可能引发孤独感。自我关怀的自然疗法是社会支持。每天花几分钟来培养自己的人际关系（比如，与朋友进行视频聊天或与远方亲戚联系）。

在心理治疗师的研究中，养成良好的人际关系确实是有效且受欢迎的自我关怀。在多项研究中，超过90%的精神卫生专业人员表示，他们会寻求家人、朋友和同伴的支持。在研究中，越来越多地使用帮助性关系与心理治疗师的幸福成正比，就像社会支持对其他人的影响一样。

根据元分析，在不涉及太多技术的情况下，帮助关系或社会支持会对工作压力和紧张关系产生三重影响。社会支持：① 减少实际经历的压力。② 缓冲或减轻工作的压力源。③ 缓和压力—压力的关联。换句话说，滋养性的关系以多种方式保护我们在巨大的职业压力下得以"存活"。

一线工作者在给予别人照顾的同时注意照顾自己。我们需要在滋养他人的同时滋养自己。因此，我们需要接受并给予支持给朋友、家人、邻居和同事。每天花几分钟时间进行有意义的联结。

（杨丽、李光芸执笔）

本章参考文献

[1] Sprang G, Clark J J, Whitt-Woosley A. Compassion fatigue, compassion satisfaction, and burnout: Factors impacting a professional's quality of life〔J〕. Journal of Loss and Trauma, 2007, 12（3）: 259-280.

[2] Moran D J, Ming S. The Mindful Action Plan: Using the MAP to Apply Acceptance and Commitment Therapy to Productivity and Self-Compassion for Behavior Analysts〔J〕. Behavior Analysis in Practice, 2020, Published online: 28 July 2020.

[3] Norcross J C, Phillips C M. Psychologist self-care during the pandemic: Now more than ever〔J〕. Journal of Health Service Psychology, 2020, 46: 59–63.

[4] Posluns K, Gall T L. Dear Mental Health Practitioners, Take Care of Yourselves: A Literature Review on Self-Care〔J〕. International Journal for the Advancement of Counselling, 2020, 42: 1-20.

[5] Bourgault M, Dionne F. Therapeutic Presence and Mindfulness: Mediating Role of Self-Compassion and Psychological Distress among Psychologists〔J〕. Mindfulness, 2019, 10: 650–656.

[6] Eisenberger R, Huntington R, Hutchison S, et al. Perceived organizational support〔J〕. Journal of Applied Psychology, 1986, 71（3）: 500-507.

[7] Rhoades L, Eisenberger R. Perceived organizational support: A review of the literature〔J〕. Journal of Applied Psychology, 2002, 87（4）: 698-714.

[8] Hayes S C, Strosahl K D, Wilson K G. Acceptance and commitment therapy: The process and practice of mindful change（2nd ed.）〔M〕. New York, NY: Guilford Press, 2012.

[9] Kelson J, Rollin A, Ridout B, et al. Internet delivered acceptance and commitment therapy for anxiety treatment: Systematic review〔J〕. Journal of Medical Internet Research, 2019, 21（1）: e25.

[10] A-Tjak J G L, Davis M L, Morina N, et al. A meta-analysis of the efficacy of acceptance and commitment therapy for clinically relevant mental and physical health problems [J] . Psychotherapy and Psychosomatics, 2015, 84 (30) : 30-36.

[11] Killingsworth M A, Gilbert D T. A wandering mind is an unhappy mind [J] . Science, 2010, 330: 932.

[12] Norman S B, Wilkins K C, Myers U S, et al. Trauma informed guilt reduction therapy with combat veterans [J] . Cognitive and Behavioral Practice, 2014, 21: 78-88.

[13] Kubany E S, Hill E E, Owens J A, et al. Cognitive trauma therapy for battered women with PTSD (CTT-BW) [J] . Journal of Consulting and Clinical Psychology, 2004, 72: 3-18.

[14] Lambert N M, Stillman T F, Baumeister R F, et al. Family as a salient source of meaning in young adulthood [J] . The Journal of Positive Psychology, 2010, 5 (5) : 367-37.

[15] Norcross J C, VandenBos G R. Leaving it at the office: A guide to psychotherapist self-care (2nd ed.) [M] . New York: Guilford, 2018.

[16] Diener E. The science of well-being [M] . New York: Springer, 2009.

[17] Sin N L, Lyubomirsky S. Enhancing well-being and alleviating depressive symptoms with positive psychology interventions: A practice-friendly meta-analysis [J] . Journal of Clinical Psychology: In Session, 2009, 65 (5) .

[18] Kabat-Zinn J. Full catastrophe living [M] . New York: Bantam/Dell, 1990.

[19] Dunn R, Callahan J L, Swift J K, et al. Effects of presession centering for therapists on session presence and effectiveness [J] . Psychotherapy Research, 2013, 23 (1) : 78-85.

[20] Chu P S, Saucier D A, Hafner E. Meta-analysis of the relationships between social support and well-being in children and adolescents [J] . Journal of Social and Clinical Psychology, 2010, 29: 624-645.

[21] Viswesvaran C, Sanchez J I, Fisher J. The role of social support in the process of work stress: A meta-analysis [J] . Journal of Vocational Behavior, 1999, 54: 314-334.

第七章

创伤后成长

"创伤经历如何改变了你的生活?"人们对这个问题有许多不同的回答。突发的重大公共卫生事件让人民遭受巨大的损失,心理上承受了巨大的压力。但是,很多人也发现他们对自己、对他人、对人生有了不一样的领悟,在心理上发生了正向的、积极的改变。这种现象叫作创伤后成长。本章论述创伤后成长的发生、发展、表现形式以及促进创伤后成长的方法。

一、什么是创伤后成长

"创伤后成长"(post-traumatic growth)的概念由理查德·特德斯基(Richard Tedeschi)和劳伦斯·卡尔洪(Lawrence Calhoun)在1995年提出。研究表明,创伤并不是只能给个体发展带来不良影响,有一部分的创伤经历者反而会获得积极的心理变化和个人成长。但需要注意的是,并不是经历过创伤,人们就会必然获得成长。创伤后成长是在努力尝试与创伤抗争、最终克服困难"幸存"下来的过程中发生的。创伤后成长可发生在如下五个领域:

(一)更加珍视生活

很多人在危机后感到自己对生活的体验改变了,比如,更重视和珍惜生活中的小事。例如,有一位女士这样描述:"以前那些鸡毛蒜皮的事,孩子择校、工作安排、各种家务,让我的心特别累,婚姻也出现危机。但我们一家人齐心协力渡过了难关，现在我觉得，没什么比生命更重要，比家人在身边更重要。现在看老公和儿子在一起玩耍嬉闹，我就觉得特别幸福。"

（二）与他人关系的改变

一方面人们在经历创伤后会更重视和他人的关系，与他人的关系变得更紧密。另一方面也可能会削弱或断绝和某人的关系，因为在困境中知道了谁是真正的朋友。例如，有人说："我和父母的关系一直不大好。居家时和他们住在一起，开始时有很多的冲突，我都想跳窗逃走。后来在不断磨合时，大家有了更多相处的机会和沟通交流的机会。我意识到了父母家人的重要性，慢慢也能理解他们的想法了。现在我们的关系好了很多。"

研究者还发现，许多人在自己经历过痛苦困难之后同理心普遍提高了，更能理解他人的心情，更有能力去关怀那些身处痛苦中的人。例如，很多人主动报名做义工、志愿者，不计报酬地帮助别人。

（三）感受到自我能力的提高

度过创伤的经历可以提高个体的自我效能感和价值感，让人意识到自己能比想象中更加强大。研究者还发现，这种自我能力提高的感受还常常伴随着对生命脆弱的感慨。创伤经历者更强烈地意识到生命中有很多的不安全性，会发生难以预料的变化，但他们对自己应对困境能力的自信力会提高，会更相信自己在未来遇到困难时有能力去处理。例如："我当时都已经崩溃了，但依然熬过来了。还有什么事情是我不能应对的呢？"

（四）发现生活中新的可能性

这段不寻常的经历可能会使人的生活境遇发生改变，从而提供一个让人发现自己真正兴趣和目标的契机，并且有勇气去实现；或者对自己一直坚持的事情有了新的认识。例如："我失业了，开始时焦虑得不行。后来我去一家传媒公司打工实习，竟然业绩很好。我现在有自己新的职业规划了。"又或者："我以前很茫然，不知道自己人生还有什么目标。危机中我看到很多，也想了很多。我现在依然坚持着居家时给自己制定的健身和学习的计划，还准备考研。"

（五）精神层面上的更深刻的感知

根据不同的文化和信仰，对精神层面上的感知可能有所不同。信仰宗教的人可能会加强自己信仰；无宗教信仰的人可能体现在对个人对生活的看法的改变上。比如，意识到自己生命中什么是最重要的，自己在未来会优先做哪些事情。"我一个亲戚还不到 50 岁竟然也因感染，病重去世了。我们又震惊，又伤心。我现在常常问自己，生命是什么，我想要怎样的生活。我意识到健康才是最重要的，还有家人的陪伴。我在做计划怎样平衡家庭和工作。"

综上所述，通过自己的能力渡过难关常常可带来创伤后成长。但有一点我们要明白，即创伤总是让人悲伤痛苦的。如果可以选择，人们肯定不愿特意去经历创伤。但是，如果必须直面创伤，有些人能够挑战自己，去面对和接受没有办法选择的事情，为自己的生活设立新的目标，从而取得成长。那么是什么让这些人发生了成长呢？

二、创伤后成长的形成

（一）创伤发生后的四种反应模式

创伤后成长并不是创伤发生后的必然结果，它只是四种创伤反应模式之一。其他三种应对创伤的模式是复原力、自然平复以及创伤后应激障碍。

复原力（Resilience），常常会被理解为和创伤性成长等同。其实二者有很大的区别。经历过创伤事件的人能够保持相对稳定、健康的心理和生理功能水平，这种能力即为复原力。有强大复原力的人心理承受力比其他人高，在创伤事件中心理受挫，痛苦迷茫的时间相对短，程度也低。经历创伤后成长的人不一定都拥有这样强大的复原力，有些人在创伤中比其他人受伤更深，痛苦的时间更长。但是，由于他们心理上受冲击很大，所以常常发生世界观和人生观的改变或重塑，形成创伤后成长。而有复原力的人没有经过这极度痛苦的阶段，也有可能在事后恢复到创伤发生前的功能和状态，但并未产生或者较少产生创伤后成长。

自然平复，有些像"时间治愈一切"，人们经历了深切的、长时间的苦痛，但随着时间的流转还是可以在将来的某个时刻恢复到创伤发生前的功能和状态，但并没有产生创伤后成长的人感受到的心理和生活上的改变。

创伤后应激障碍的介绍，详见本书第八章。这里想指明的是创伤后应激障碍和创伤后成长并不相互排斥。许多有创伤后应激障碍的人在成功克服自己的心理困境之后可以发展出创伤后成长。

（二）创伤后成长发生的过程

研究表明，创伤后成长发生的重要前提是人们经历巨大的痛苦，人生观世界观受到巨大的冲击。在自我的基本结构被动摇的时候，人们会去寻求生活中新的信念和目标。下图的创伤后成长模型（modle of posttraumatic growth）显示了创伤后成长发生的轨迹。

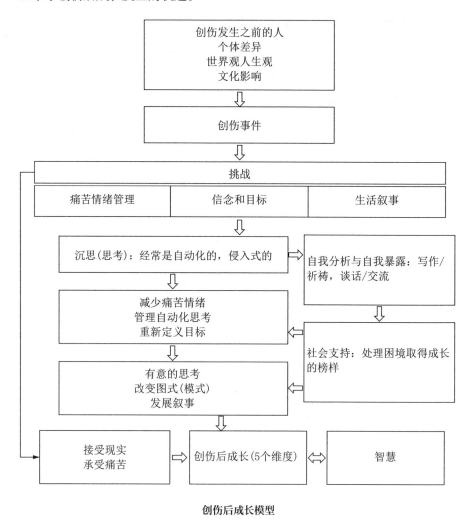

创伤后成长模型

（1）人们经历创伤的初始阶段会面临三大挑战。

① 在情绪管理上的挑战。在应对创伤事件时，人们会被强烈的负面情绪冲击，恐慌、焦虑、愤怒、沮丧等占据心灵，同时影响了正向的认知和行为。

这时候的挑战是如何控制和处理这些负面情绪。

②在人生信念和目标上的挑战。巨大的心理压力会打破人们对人生、对世界原有的观念和认知。创伤经历撕裂了从前那个安稳的世界，会迫使我们直面生活的真相：生命的脆弱无常、死亡的阴影、世上不公平的事、人性中的自私、自己的无能为力。这些全新的信息使我们无所适从，不得不学习用新的视角看待生活。

③在生活叙事上的挑战。叙事即我们如何解读自己的人生故事，如何理解自己和他人的行为。例如，你是把自己完全当作受害者，还是勇敢承受自己的责任，从中发现积极的一面？不同的解读方法显示了我们是怎样的人，同时也能塑造我们将成为怎样的人。我们可以选择放下痛苦的叙事，建立新的叙事。

（2）面对这些挑战时，大多数人开始时会有沉思（rumination），即反复的思考。最初这些思考是自动化的，无意的，不受控制地侵入。人们脑海里不由自主地反复盘旋着和创伤有关的思绪。

无意识地思考之后，有些人能够通过不同途径减轻悲痛的情绪，一定程度上把自己从自动式强迫性的思绪里解脱出来，给自己设立新的行动目标。人们开始反思，重新理解自己、定位自己，从相对积极的角度看待自己的人生故事。在这个过程中，自我暴露和社会支持可以起促进作用。自我暴露主要是指人们不再封闭自己，开始正视、思考并将自己的情绪和思想表达出来。有些人通过写作平复心情，有些人通过祈祷，有些人去找朋友家人倾诉或者咨询专业的心理工作者，如通过热线或网上咨询。人们也可以学习榜样人物如何处理困境、实现成长。这些努力又可以使他们获得更多的社会支持，帮助他们更稳定地渡过难关。

（3）经过上面阶段的努力，人们慢慢学会了面对创伤，承受悲痛，认识到这个世界已经变了，要去接受新的现实，从而改变从前的固有的认知模式和对人生的解释，取得创伤后成长，并获得人生智慧。人生智慧反过来又可以提升创伤后成长。例如，重大公共卫生事件突然发生之际，很多人在痛苦中无法自拔，往往是因为自责、内疚和绝望。太多事情都超出了自己的能力掌控之外，看到周围的痛苦自己却无能为力。能够接受自己的局限和痛苦本身就是一种可贵的人生智慧。

（三）创伤后成长的评估和测量

研究者根据创伤经历者的口述创建了针对创伤后成长的问卷进行回顾性测量，主要有创伤后成长评定量表（post-traumatic growth inventory，PTGI）和压力下成长量表（stress related growth scale，SRS）。目前，PTGI 使用最为广泛。该量表共有 21 个条目，包括 5 个维度：与他人的关系（relating to others）、新的可能性（new possibilities）、个体的力量（personal strength）、对生活的欣赏（appreciation of life）、精神信仰上的变化（spiritual change）。后来的许多研究者对其维度结构进行的验证性因素分析证实了 PTGI 的五因素结构。香港学者 Ho 等修订的量表为 15 个条目，4 个维度：自我改变、灵性改变、人际关系的改变、生活指向的改变。

这里是 PTGI 量表的 21 个条目。

> 每个条目可选 0 至 5 的分值。
>
> 0＝"我完全没有经历这种改变"　　1＝"我经历了微小的这种改变"
>
> 2＝"我经历了少量的这种改变"　　3＝"我经历了中等程度的这种改变"
>
> 4＝"我经历了比较大的这种改变"　5＝"我在很大程度上经历了这种改变"
>
> （1）我对于生命中哪些事情更重要有了新的认识。
>
> （2）我对自己生命的价值有了新的感知。

（3）我发展了新的兴趣。

（4）我有了更高的自信。

（5）我现在对精神层面的事物有了更深的理解。

（6）我现在明白，当我遭遇困难时有人会来帮助我。

（7）我有了新的目标。

（8）我发展了更亲密的人际关系。

（9）我更愿意表达自己的情感。

（10）我明白自己能解决困境。

（11）我能做更多对人生有意义的事。

（12）我对有些事情的发展无法掌控，这一点我现在可以更好地接受。

（13）我更珍惜每一天。

（14）以前没有的机遇和可能性现在出现了。

（15）我对他人更有同理心了。

（16）我对自己和他人的关系维护投入更多。

（17）我更愿意尝试改变。

（18）我的精神层面的信仰更加坚定了。

（19）我发现自己比想象中的要更坚强。

（20）我发现了人性中许多美好的一面。

（21）我能接受这样的事实：自己需要别人。

评分方法：量表总分 0~105 分，分值越高，预示创伤后成长越多。第 6、8、9、15、16、20、21 条目属于"与他人的关系"维度；第 3、7、11、14、17 条目属于"新的可能性"维度；第 4、10、12、19 条目属于"个体的力量"维度；第 1、2、13 条目属于"对生活的欣赏"维度；第 5、18 条目属于

"精神信仰上的变化"维度。

现在我们对创伤后成长的形成轨迹有了一定了解，那么我们如何在日常生活中促进自己的成长，咨询师又该如何支持这个成长过程呢？

三、促进创伤后成长的心理支持策略

创伤后成长不是由创伤经历直接产生的结果，而是在应对创伤、解决创伤的过程中产生的。在心理咨询和治疗中，促进创伤后成长的措施需要选取合适的时间。在创伤初期的急性应激阶段主要是稳定情绪，建立安全感和掌控感。人们能"安身"，即在衣食住行和医疗方面提供实际帮助，还要能"安心"，即进行心理减压，情绪释放，比如，可以采取放松训练、正念练习、心理教育等措施。在之后的创伤后应激反应期，可以针对创伤经历进行认知行为治疗、暴露治疗、眼动脱敏治疗等，帮助创伤经历者正视并应对创伤产生的负面影响，恢复功能。当人们度过这个应激混乱的阶段之后，通过反思和整合创伤经历，就有可能开始形成创伤后成长。

创伤后成长的改变很大程度上是无意识的，但是，心理干预能够通过认知处理、情绪管理，建立新的行为方式和增进社会支持等措施来培养和促进这种改变。促进创伤后成长的干预近些年来在结合了认知主义、存在主义、人本主义和叙事方法的研究中逐渐形成，主要采取了其中一些认知行为训练法、心理教育法、情绪管理法、系统治疗法等。研究者在 2015 年的一个元分析（meta-analysis）表明，创伤后成长可以通过心理支持得到很好的推动。

本文介绍以下几种疗效得到证实的心理支持方法。

（一）保持积极情绪

能够把逆境转化为成长机会的一个关键因素是，我们在多大程度上探索了这件事情带来的思维和感受。理解创伤反应尤其是创伤经历的消极方面是创伤后成长的前提。

创伤造成了巨大的痛苦，人们恐惧、愤怒、悲伤、绝望。长时间强烈的负面情绪会影响正向的思维，使人们"瘫痪"，很难主动地化解困境，追寻新的目标。相反，积极情绪可以帮助人们发现新的解决方案和新的视角，建立新的社会关系。一项前瞻性纵向研究调查了美国世界贸易中心的恐怖袭击的后果。研究者发现积极情绪的存在可以预告创伤后成长的出现。因此，心理咨询师在创伤处理中可以通过有针对性地促进积极情绪来推动创伤后成长的产生。

1. 首先，我们要接纳自己的负面情绪

伤心、悲痛、愤怒和焦虑其实是创伤的常见反应。但是，我们常常会想尽办法抑制或"自我调节"这些情绪，回避这些令人恐惧的想法、感觉。我们害怕被这些负面情绪淹没，失去控制，或者认为有这些负面情绪的存在就说明自己心理状态不健康。人们热衷于追求快乐的生活，认为负面情绪会破坏自己的生活。而且很多人认为自己应该有能力控制情绪，如果做不到这一点，就会责怪自己软弱无能。但是，抑制或回避这些情绪往往会使事情变得更糟。这是因为没有经过深入理解的情绪是不能够被"控制"住的，反而因为不被看到、不被接纳而使负面情绪变得更强烈。回避这些体验，关停了我们的探索能力，会让人错过许多产生积极体验和探索事物内在意义的机会。

这里介绍一个接纳情绪的练习。接受和承诺治疗（acceptance and commitment therapy）可以帮助我们直面自己的情绪，增加"心理灵活性"，以开放、探索、不评判的态度去接受自己的感觉和思维。你可以告诉自己：

（1）你不是无可救药了，而是陷入一个误区了。

（2）不是你毫无希望，而是你对问题的错误的处理方式毫无希望。

（3）强行控制是问题所在，而不是问题的解决方法。

（4）你如果放弃对抗，会发生什么呢？

2. 积极的认知重评（positive cognitive re-appraisal）

积极的认知重评，指的是用一种更积极的方式去理解产生负面情绪的事件。我们先试着识别自己的负面情绪，比如，"我愤怒了"或者"我感到非常焦虑"。然后，系统地重新分析这件事对我们个人产生的影响，以新的、乐观的方式去叙述和评价。

例如，下面的练习：

（1）"我每天都在害怕自己传染上了病毒。"

重评："恐惧表明了对生命的敬畏。从前不知生活疾苦的我开始认真过好每一天。"

（2）"这病毒多危险啊。我每次不得不出去的时候，回来都洗好多遍手，全身消毒。可我老公却总是大大咧咧，还说我小题大做。真是气死了，我总是因为这事儿和他吵架。"

重评："我们两个吵架表明我们还愿意与彼此沟通，想共同找出解决问题的办法。听听另外一个角度的想法应该也好吧。"

3. 促进积极情绪的产生

学会发现生活中微小的美好并能够感知这种美好。这样能够开启新的视角并把我们的注意力转移到正向的事情上。例如，下面两个小练习：

（1）每天3件事：每天晚上用几分钟到十几分钟的时间写下今天三件让你感到高兴的事或者让你感恩的事。比如，"今天阳台上的花儿开得真好看"；"又写了两页报告"；"同事给我的思路让我写报告的过程顺利了很多"。

（2）20分钟迷你假期：把自己喜欢做的事情列个清单，每天分出20分钟的时间做这个清单上的至少一件事情。比如，种花、听歌、厨艺、做白日梦等。

幽默也能促进积极的情绪。若是我们能够感知幽默，能够在苦涩的生活中不时地笑一笑，身体和心理的健康都会得到益处。大脑会分泌让人感到舒适的内啡肽，人体免疫能力可以提高，压力荷尔蒙也会降低。我们也会因为心情愉悦而感到自我价值感的提高。

（二）积极的认知和应对策略

在面对创伤事件时，能使用积极应对策略的个体更可能发展出个人力量来促进创伤后成长。应对（coping）是指人们处理压力事件，解决问题的方法。这里简要给大家介绍几种应对创伤经历、促进创伤后成长的策略。

1. 选择合适自己和现实情况的应对方法，摒弃非适应性应对方式

应对方法可分为问题聚焦型应对或者情感聚焦型应对。问题聚焦型应对关注问题本身，采取不同的方法来解决问题。情感聚焦型应对不直接将注意力放在问题上，而是通过改变自己的认知、调节情绪、转移注意力等方式减轻压力。具体如何使用这两种方法应依照个人特质及外部环境选择最适应当下实际情况的、最有效的方法。通常，如果可以直接解决问题就采取聚焦型问题应对，如果当下没有条件和能力直接解决问题就采取情感聚焦型应对。我们要避免的是采取非适应性的应对方式：包括逃避、自我安慰的方法，如物质滥用、成瘾性行为（例如酗酒，沉迷游戏）以及情感隔离等不利于身心健康的应对方式。

下面举个例子：

有些人比较小心或敏感，"我每天都在害怕自己传染上了病毒"。

问题聚焦型应对可以采取这些方法。

ABC 情境分析法

	Activating Events （触发事件）	Beliefs （信念）	Consequences （结果）
1	今天地铁上我身边的人咳嗽了两声。	这个人也许病了？病毒传染性太强，无孔不入。	恐惧：我会不会被感染？
2	今天地铁上我身边的人咳嗽了两声。	别人只是咳嗽了两声而已，带病毒的可能性实在是微乎其微。而且我防护措施做得很好。我的身体也很好。	镇静：我不太可能会被传染上。

大家可以看到做法 1 和做法 2 的不同之处。关键在于我们本身保持怎样的信念，怎样评估这件事情。

（1）掌握更多的对应问题的方式。

例如，只看权威媒体发布的信息，不被各种小道消息影响；每天出门前仔细检查是否做好了防护；锻炼身体增强免疫力；和家人朋友多交流等。我们有了更多的应对方法，就如同有了更多的武器对抗压力。

（2）情感聚焦型应对。

首先，可以进行身体放松训练、正念训练、冥想训练等。其次，转移注意力，比如，感觉到恐惧时看剧、散步等，做自己喜欢的让自己放松的事。再次，进行积极的自我暗示，例如，"我完全有能力对付这种情况""我这样做就不会出问题"。

2. 增加自我效能感

自我效能感是个体对自己是否拥有能妥善完成特定行动的能力的判断。自我效能感较高的人，相信自己有能力胜任所承担的工作。在危机下，自我效能感高的人更能调节自己的情绪，降低焦虑，积极筹划可以解决问题的方法，相信自己可以渡过难关。下面介绍一个提高自我效能感认知的练习。

请回想你过去采取积极行动成功缓解压力的一个或几个事件？（在下面横线处填写）

_____

回想你在这个／这些事件中做得成功之处？你展现的能力和优势是什么？

_____

思考一下，凭借你的能力和优势可以怎样应对现在的压力环境？

_____

3. 接受式应对（acceptance coping）

接受式应对，即在应对创伤时，平静地接受已经发生的创伤事件，接受已经不能改变的事情，这是能够促进创伤后成长的一项重要策略。例如，在对"9·11"创伤人群的研究中发现使用接受式应对策略的人身心健康状态要更好。相反，如果采用防御性应对，即对创伤事件回避、否认、愤怒，则不利于个体积极成长。这一点我们在上文关于接纳情绪的段落中也有过描写。学会接受首先需要我们直面创伤经历，并认识到这个过程是痛苦的。人们大都自然而然倾向于远离让人不舒服的情绪和想法，畏惧会再次感受到当时的无助，所以会使用有意识或无意识的防御机制让自己不必去面对现实：例如，强行"忘记"，回避一切可能引起回忆的场景，把责任推给别人，或用表面上的愤怒掩盖实际上的恐惧等。我们需要学习摆脱这个防御机制，以开放的心态去感知这个伤心痛苦的经历，把这些都视为自己成长的助推力。

4. 用乐观、积极的态度重构个体的创伤故事

研究表明，乐观主义者显示了更多的创伤后成长。乐观者的态度是未来指向的，总是怀有希望，相信困难总会有过去的一天。这些人格特质使得个体能更好地与压力共处，使用积极的应对技能和应对策略，而且更容易获得社会支持。

在上文阐述创伤后成长形成过程时我们知道了重构生活叙事的重要性，即如何理解和叙述创伤事件。用乐观的态度来面对和陈述创伤事件，看到事件的积极方面，并从事件中建构创伤的意义将极大地有助于创伤后成长的生成。那么怎样做积极的叙事重构呢？

下面有个示范小练习。

一个叙事重构的经典句式是：

…… 但是，＿＿＿＿＿＿＿＿＿＿＿

危机中的我特别颓废，特别焦虑，每天打好长时间的游戏。

但是，我还是坚持每天练习吉他，还和朋友在网上合奏。

我父亲进了医院，我特别害怕自己也得病，好多天都失眠了。

但是，我还是做了一些有益的事，比如，安慰妈妈、采买药品，还给长期不在家的邻居浇花。

5. 以实际行动来见证成长

真正的创伤后成长并不单纯只是认知过程。还有一个关键点是我们怎样通过实际行为来践行自己的建设性的认知，怎样使最初的想法具体化，使之能够一直持续并转化为成长行为。因此，制定具体的计划和采取实现目标的行动可以鼓励我们去完成那些能带来成就感的任务，巩固并提高创伤后成长水平。例如下面的填空练习：

（1）我的目标是＿＿＿＿＿＿＿＿＿＿＿＿＿＿＿＿＿＿＿＿＿＿

（2）实现这个目标最重要的三个条件是：①＿＿＿＿＿＿　②＿＿＿＿＿＿
③＿＿＿＿＿＿

（3）在工作单位我会做＿＿＿＿＿＿＿＿＿＿＿＿＿＿＿＿＿＿＿＿

（4）在家里我会做＿＿＿＿＿＿＿＿＿＿＿＿＿＿＿＿＿＿＿＿＿＿

（5）对家人／朋友／上司／同事我会说＿＿＿＿＿＿＿＿＿＿＿＿＿＿

（6）对在这个周末我会做_____

（7）在这个月我会做_____

（三）社会支持

社会支持是对创伤后成长最为重要的影响因素之一。

研究提出，社会支持（如稳定的家庭关系）能够增强创伤后成长。社会支持不只来自亲人，还来自同伴。例如，家庭支持与青少年的成长呈正相关，而青少年从老师处获得的安全感和从同龄人那里得到的支持也与创伤后成长呈正相关。对癌症患者的研究表明，有稳定婚姻／同伴支持的患者更能辩证地看待创伤事件并从中发现益处，同时配偶和家人的支持对患者发展合适的应对策略有重要作用。提供支持的社会关系能尊重创伤经历者，认真聆听他们的故事，理解他们的思想和感受。他们还可以从另外一个角度给当事人提供新的视角和叙事模式。因此，在促进创伤后成长的心理支持中，可以应用家庭疗法，系统疗法，让创伤经历者感受到夫妻父母朋友和社会的支持，也可以在旧的社会关系基础上建立新的支持性的社会关系来更好地应对创伤。

（四）意义的寻求和建构

我们可以问自己这些问题：

从今天的视角来看，这次不幸的经历有什么可能的益处吗？

生活教会了我什么？

我通过这次经历学到的新的经验可以怎么样用来帮助自己或者帮助他人？

我有了什么新的本领？

我的目标是什么？

那些从创伤事件中建构出意义的个体，能直接或间接地通过积极的沉思来发展出高水平的创伤后成长。益处寻求和意义建构能够增加我们的希望和乐观，将创伤事件看成是一个自我提升的机会，同时促进我们使用积极的应对策略。人们开始反思自己的人生观和世界观，意义建构可以促使形成对自己、他人和世界的新看法。

四、对创伤后成长的科学研究

在古今中外的文学和哲学里都提出了这一观念：对艰难生活的抗争会带来成长和积极改变。孟子曰："故天将降大任于是人也，必先苦其心志，劳其筋骨，饿其体肤……"德国哲学家尼采说："凡是杀不死我们的，都将使我们更强大。"

不过，对于创伤后成长的科学化的质性和量性研究在 1990 年后才开始系统进行。研究者对几类经历了创伤的群体进行了调研：丧亲者、车祸幸存者、癌症患者、艾滋病患者、被性侵者、被绑架者、战争幸存者等。这些研究最终都发现创伤后成长能够显著减少创伤后的压力症状。另外，创伤后成长和不良的行为健康状况（如自杀观念）呈显著的负相关，并可对个体精神健康产生积极影响。

（一）现有研究的局限

第一个局限在于创伤后成长这一领域现有的研究结果大都建立在创伤经历者自我报告的基础上。由于大部分研究是在创伤事件后的几个月或几年收集数据作分析的，所以不能排除在创伤事件后至评估时间点这段时期会有记忆偏差的可能性。我们也不能确定发生的改变确实是源于这个创伤事件，还是由于其间发生的其他事件，或者是二者的叠加。研究上不能确定自我报告的成长是否与实际行为的改变有关。

针对这个局限，将来的研究会注重设计更好的研究类型，尤其是那些前瞻性的、纵向性的研究，在压力事件前就对个体进行评估，并且使用多于两个的评估时间点。当然，要做到这一点非常不容易，因为很难预测什么时候会发生创伤事件。

另外，自我报告的成长可能与个体实际上发生的行为、生理指标的改变并没有相关联。例如，自我报告说自己意识到保持健康的重要性而做了很多体育运动，但身体测评并未发现运动的效果。实际的成长更可能与实际行为、生理指标相关，研究者开始引入更多的客观测量法，如脑电图和核磁共振，通过生理上的数据验证改变的程度。

还有一点局限就是关于儿童创伤的研究。儿童会以不同于成人的方式感知和报告他们的创伤经历，并且这些反应会受到对事件的理解和语言表达能力的影响。对儿童的研究应该使用一些适合这个群体的方法，尤其要重视搜集其他人提供的信息，例如家长，老师等对儿童的评估。还可以开发儿童标准化问卷测量工具（the revised posttraumatic growth inventory for children，PTGI-C-R），并且与访谈法、游戏法、讲故事法和绘画法相结合起来。

（二）真正的成长还是认知假象

因为创伤后成长的报告多依赖于创伤经历者的口头描述，所以产生了一个问题，即创伤后成长是真切发生的成长还是一种个体的认知假象。许多人可能有意识或无意识地希望能够在发生创伤后成长，因为这能使自己遭受的痛苦看起来不是毫无用处，通过这份经历起码能够获得一些意义。创伤后的心理成熟对一些人来说是防御性幻想的一种形式，是为了重新建立在创伤中受损的自尊心。如果直接被问"你是否有了创伤后成长？"，很多人会倾向于报告自己感知到了创伤经历的积极后果。研究发现，自我感知的成长与实际发生的成长只有较小部分的切合。因此，有些学者认为，自我感知的成长变化中只有一部分是真实的成长，而另一部分则是认知假象。

关于认知假象更大的问题是，经历创伤的人可能觉得自己"必须"表现出成长，因为这代表了正向和积极，更能够得到外界的肯定。这种想法是有一定风险的。人们处于"应该"或"必须"成长的压力之下，给自己设立不切实际的目标，会因为达不到这个目标而更加焦虑、内疚。这个结果与心理支持的主旨是完全相反的。我们在对创伤经历者做心理教育时，最好不是直白地描述创伤后成长会有什么表现和结果，而是强调成长的过程，应该把重点放在促进成长的各项干预和支持措施上，引导成长的形成。

（三）辨证全面地看待创伤后成长

门采尔（Maercker）和佐尔纳（Zoellner）于 2004 年提出，自我报告的创伤后成长有两个组成部分：建设性的一面（自我超越）和虚幻的一面（自我幻想）。有关建设性的方面与积极的心理调节和认知重构直接相关。而自我幻想的方面则与回避事实或自我安慰相关。

创伤后成长的认知假象作为一种应对策略有时候可以产生短期成功效果，因为这种方法可以抚慰个体的情绪，让人至少暂时从令人窒息的痛苦中逃避出来。这种认知假象对于长期的心理调节是否有负面影响，是否会阻碍真正有效的创伤应对取决于个人因素。如果创伤经历者一味地通过认知假象采取回避否认的防御态度，缺乏自我反思，就不能真正解决问题，不能够把创伤经历整合到自己的人生故事中来增加人生的厚度。如果创伤经历者能在认知假象的调节下稳定自己的情绪，积蓄力量，然后能够跳出假象的舒适区去直面问题，处理创伤，那么这样就能够产生对身心有益的结果。随着人们的自我发展，认知假象会越来越弱，而真正的变化会形成。

一个人的创伤后成长是真实的还是认知假象并不是最重要的。对于个人的长期发展更关键的是这个人是否具有成长意向以及是否可以把这个意向变为实际行动。随着时间的推移，一部分人最初的个人成长意向也随着时间的流逝而消失了。另外，一些人则能够长期追随这个目标，把头脑中的计划和愿望付诸实践，那么这种创伤后成长就是真实的。

目前学术界发表的关于创伤后成长的最大的一个元分析调查了122个长程纵向研究的数据。研究包括了创伤事件发生前后的几个时间点，参与者都是没有接受过任何心理干预和其他干预的人群。研究者发现，每个人发生创伤后成长的时间不一样。总体上在平均一年半的时间后，许多参与者显示了不同维度心理上的成长，例如生活意义、自我价值或精神信仰。这些人通常具有更高的自尊、更好的人际关系以及更有效的解决日常问题的方法。

总而言之，关于创伤后成长的研究还处在不够成熟的阶段，很多研究存在着缺陷和不足。但随着研究的不断深入，创伤后成长会得到更全面的理解。

在创伤后成长发生时，创伤经历者需要直面创伤经历，再次感受到当时的伤心和恐惧而坚持不逃避。创伤经历使个人原有的信念系统产生动摇，他们需重构自己的人生观、世界观，放弃不可达到的目标和发展新的人生目标。这个过程是很艰难的，常常会暂时导致心理紧张、自我怀疑、焦虑和抑郁等负面情绪。有研究发现，创伤后成长和心理问题的出现呈正相关性。等到人们跨越过这个过渡阶段，把自己的创伤经历整合到自己的人生故事中达到平衡，身心健康会有极大提高。

我们一定要注意，创伤后成长的发生、发展有诸多影响因素。它的形成常常是自发的，并且也只有一部分人能达到真正的创伤后成长。对于大多数人来说，如果能够恢复到创伤发生之前的功能水平就足够好了。我们不要给自己再加上一道必须成长的压力。我们可以根据这本书给的方向和建议在认知、情绪、人际关系、意义建构、实际行动等各方面加强学习，享受这个学习过程，不必一定要给自己定下成长的目标。

斯坦福大学一项关于快乐感和意义感的大型调查发现，快乐和有意义的生活经常是一体的，但二者也存在重要差异，并不总是重叠。快乐感越高的人并不是意义感就一定越高，生活越有意义感的人也许并不总是快乐。快乐在很大程度上是面向现在的，是与满足个体的需求和欲望相关的。而意义则意味着整合过去、现在和未来，和帮助他人有更多的相关性。创伤经历者对未来和过去的思考，感受到的压力和焦虑降低了快乐感，但人生的意义感更强。这样看来，我们应该在生活中学会平衡：不必试图去忘记那些过去的伤痛（其实也是忘不掉的），而是从中感受意义。同时懂得活在当下，感受生命的快乐。可以想象把创伤的过去放在心里的一个宝盒里，而钥匙就在你自己的手上。我们可以自主选择什么时候打开它，然后平静地放下它。

我们很可能会因为困境的锻炼而变得更强大，更有创造力。如果我们能够突破小我，更有助于他人和社会，这个我们从未经历过的大变局，很有可能会赋予人生更深层次的快乐感和意义感。

理解过去，珍惜当下，怀着希望，看向未来。

（宋杰执笔）

本章参考文献

[1] Bandura A. Self-efficacy: The exercise of control [M]. New York: W. H. Freeman, 1997.

[2] Baumeister R F, Vohs K D, Aaker J L, et al. Some key differences between a happy life and a meaningful life [J]. The Journal of Positive Psychology, 2013, 8: 201.

[3] Butler A C, Chapman J E, Forman E M, et al. The empirical status of cognitive-behavioral therapy: A review of meta-analyses [J]. Clinical Psychology Review, 2005, 26: 17-31.

[4] Bonanno G A. Loss, trauma, and human resilience: Have we underestimated the human capacity to thrive after extremely aversive events? [J]. American Psychologist, 2004, 59: 20-28.

[5] Calhoun L G, Tedeschi R G. Posttraumatic growth in clinical practice [M]. Routledge, 2012.

[6] Calhoun L G, Cann A, Tedeschi RG. The posttraumatic growth model: Social-cultural considerations. In T. Weiss & R. Berger（Eds.）, Posttraumatic growth and culturally competent practice: Lessons learned from around the globe（pp. 1-14）[M]. New York, NY: Wiley, 2010.

[7] Cann A, Calhoun L G, Tedeschi R G, et al. The core beliefs inventory: A brief measure of disruption in the assumptive world [J]. Anxiety, Stress, and Coping, 2010, 23: 19-34.

[8] Feder A, Southwick S M, Goetz R R, et al. Posttraumatic growth in former Vietnam prisoners of war [J]. Psychiatry: Interpersonal and Biological Processes, 2008, 71（4）: 359-370.

[9] Frazier P, Tennen H, Gavian M, et al. Does self-reported posttraumatic growth reflect genuine positive change? [J]. Psychological Science, 2009, 20: 912-919.

[10] Fredrickson B L, Tugade M, Waugh C E, et al. What good are positive emotions

in crises? A prospective study of resilience and emotions following the terrorist attacks on the United States on September 11th, 2001 [J] . Journal of Personality and Social Psychology, 2003, 84: 365-376.

[11] Ho S, Rajandram R K, Chan N, et al. The roles of hope and optimism on posttraumatic growth in oral cavity cancer patients [J] . Oral Oncology, 2011, 47 (2) : 121-124.

[12] Ho S M Y, Law L S C, Wang G L, et al. Psychometric analysis of the Chinese version of the posttraumatic growth inventory with cancer patients in Hong Kong and Taiwan [J] . Psycho-Oncology, 2013, 22 (3) : 715-719.

[13] Jayawickreme E, Blackie L. Posttraumatic growth as positive personality change: Evidence, controversies and future directions [J] . European Journal of Personality, 2014, 28: 312-331.

[14] Jenewein J, Zwahlen R A, Zwahlen D, et al. Quality of life and dyadic adjustment in oral cancer patients and their female partners [J] . European Journal of Cancer Care, 2008, 17 (2) : 127-135.

[15] Kilmer R P, Gil-Rivas V, Tedeschi R G, et al. Use of the revised posttraumatic growth inventory for children [J] . Journal of Traumatic Stress, 2009, 22 (3) : 248-253.

[16] Kimhi S, Eshel Y, Zysberg L, et al. Getting a life: Gender differences in postwar recovery [J] . Sex Roles, 2009, 61 (7-8) : 554-565.

[17] Lazarus R S, Folkman S. Stress, Appraisal, and Coping [M] . New York: Springer Publishing Company, 1984.

[18] Lechner S C, Carver C S, Antoni M H, et al. Curvilinear associations between benefit finding and psychosocial adjustment to breast cancer [J] . Journal of Consulting and Clinical Psychology, 2006, 74 (5) : 828-840.

[19] Mangelsdorf J, Eid M, Luhmann M. Does growth require suffering? A systematic review and meta-analysis on genuine posttraumatic and postecstatic growth [J] . Psychological Bulletin, 2019.

[20] Meichenbaum D. Resilience and posttraumatic growth: A constructive

narrative perspective. In L. G. Calhoun & R. G. Tedeschi（Eds.）, Handbook of posttraumatic growth: Research and practice（pp. 355-367）［M］. Mahwah, NJ: Erlbaum, 2006.

[21] Maercker A, Zoellner T. The Janus face of self-perceived growth: Toward a two component model of posttraumatic growth［J］. Psychological Inquiry, 2004, 15（1）: 41-48.

[22] Morris B A, Shakespeare-Finch J. Rumination, post-traumatic growth, and distress: Structural equation modelling with cancer survivors［J］. Psycho-oncology, 2011, 20（11）: 1176-1183.

[23] Ransom S. Temporal comparisons and the perception of posttraumatic growth in early stage cancer patients（Promotion）［D］. http://scholarcommons.usf.edu/etd/2955, 2005. Accessed: 29.05.2019.

[24] Salmon K, Bryant R. A. Posttraumatic stress disorder in children: The influence of developmental factors［J］. Clinical Psychology Review, 2002, 22（2）: 163-188.

[25] Taylor S E, Lichtman R R, Wood J V. Attributions, beliefs about control, and adjustment to breast cancer［J］. Journal of personality and social psychology, 1984, 46（3）: 489.

[26] Taylor S E, Armor D A. Positive illusions and coping with trauma［J］. Journal of Personality, 1996, 64: 873-898.

[27] Park C L, Cohen L H, Murch R L. Assessment and prediction of stress-related growth［J］. Journal of Personality, 1996, 64: 71-105.

[28] Roepke A M. Psychosocial interventions and posttraumatic growth: A meta-analysis［J］. Journal of Consulting and Clinical Psychology, 2015, 83: 129-142.

[29] Tedeschi R G, Calhoun L G. Expert companions: Posttraumatic growth in clinical practice. In L. G. Calhoun & R. G. Tedeschi（Eds.）, Handbook of posttraumatic growth: Research and practice（pp. 291-310）［M］. Mahwah, NJ: Erlbaum, 2006.

[30] Tedeschi R G, Calhoun L G. "Posttraumatic growth: Conceptual foundations and empirical evidence"［J］. Psychological inquiry, 2004, 15（1）: 1-18.

[31] Tedeschi R G, Calhoun L G. The Posttraumatic Growth Inventory: Measuring the positive legacy of trauma [J] . Journal of traumatic stress, 1996, 9 (3) : 455-471.

[32] Zoellner T, Rabe S, Karl A, Maercker A. Post-traumatic growth as outcome of a cognitive-behavioural therapy trial for motor vehicle accident survivors with PTSD [J] . Psychology and Psychotherapy: Theory, Research and Practice, 2011, 84 (2) : 201–213.

[33] Zoellner T, Maercker A. Posttraumatic growth in clinical psychology—A critical review and introduction of a two component model [J] . Clinical psychology review, 2006, 26 (5) : 626-653.

[34] Zwahlen D, Hagenbuch N, Carley M I, et al. Posttraumatic growth in cancer patients and partners—effects of role, gender and the dyad on couples' posttraumatic growth experience [J] . Psycho-oncology, 2009, 19 (1) : 12-20.

第八章

创伤后心理危机的
系统心理治疗

社会重大灾难性应激事件会引起一系列公众心理反应。"创伤事件"指那些非同寻常的、超出了人们的应对能力、使人们感到强烈恐惧和无助的危险事件。创伤经历者包括参加过战争的退伍军人、丧亲的人群以及经历了车祸、性侵、虐待、自然灾难、恐怖袭击或者其他严重事件的幸存者。

在本书的前几章阐述了此类重大应激事件所导致的社会心理变化以及个人心理健康问题，从情绪、认知、社会支持这几个创伤后心理干预最根本的方面介绍了心理问题的发生发展机制，应对心理疾病、促进心理健康的干预方法，并对几类重点人群如病人、医护人员等一线工作者、丧亲人群的心理健康支持工作做了详细介绍。

创伤发生时，人们的心理上遭受巨大冲击，会产生许多症状。然而，我们的心理复原力也是有很大弹性的，大部分人的心理不适会在创伤后的一段时间内自愈。但是，有些人因为受到的冲击极大，再加上自身或者外界的各种因素，会产生严重的症状，不再能通过自己调节得到缓解，也不能随着时间的推移而自愈。这种情况下就需要去寻找专业人士进行系统的治疗，包括专业的心理治疗。

本章简要描述创伤后发生的各种心理问题，然后会以创伤后应激障碍为例来介绍系统的心理治疗方法。

一、创伤引发的心理危机的类型

创伤事件可引发一系列心理危机。其中创伤后应激障碍（post-traumatic

stress disorder，PTSD）是最典型的创伤后心理病症。其他经常会发生的还有急性应激障碍（acute stress disorder，ASD）、抑郁症、焦虑症、物质成瘾（如酗酒、药物依赖）、躯体障碍等。有些人还会发生创伤后人格变化、暴食症，甚至自杀等问题。

研究发现，大多数创伤后应激障碍患者至少还诊断有另外一种并发症（Cormorbidity）。例如，在一项研究中发现，29% 患有创伤后应激障碍的女性同时还得了抑郁症，反过来，32% 的抑郁症女性同时符合创伤后应激障碍的诊断标准。慢性疼痛症也常常伴随创伤后应激障碍。20% 至 80% 的创伤后应激障碍患者也有疼痛症，10% 至 50% 的疼痛症患者被发现有创伤后应激障碍（Beck & Clapp，2011）。创伤后应激障碍患者主诉更多的身体健康问题，经过创伤后应激障碍的心理治疗，这些健康问题被发现至少有部分缓解（Neuner et al.，2008；Rauch et al.，2009）。

二、创伤后应激障碍（PTSD）

在创伤事件后，多数人当下都会出现一系列危机反应，但这并不意味着是病理性发作，而是人类对危机和压力的正常反应。在接下来的几天或几个星期内，大部分人可以从这些症状中自然康复。流行病学调查研究发现，灾难后约三分之一的幸存者会发生创伤后应激障碍。

（一）创伤后应激障碍的症状

概括来说，创伤后应激障碍有三大症状，包括：

（1）创伤性再体验：如闪回，噩梦。患者反复"看到"或"感受到"创伤事件。

（2）回避和情感麻木：患者会避免去想创伤事件，避免接触有可能让其回想到创伤事件的人、地点或其他相关信息。某些患者还会出现情感麻木，失去了对过去曾经喜爱事物的兴趣，或者感觉自己并不属于周围的世界。

（3）高度警觉：患者容易害怕或易受惊吓，许多患者有睡眠困难。还会出现强烈的愤怒、恐惧或担忧等感觉。

创伤后应激障碍分为两种类型。其一是一次性的事件，有起点和终点。例如，车祸、自然灾害。第二种类型又叫做复杂性创伤，指多次、长期发生的创伤事件，例如，儿童期长期遭受的家暴、人身监禁（如战俘）等。复杂性创伤除了有上述三大症状外，还可能造成人格障碍、人际关系障碍、情感障碍等，因此，治疗起来会更复杂。

（二）创伤后应激障碍的发展阶段

创伤事件发生后的短时间内多数人会发生各种心理不适现象，但症状多会随着时间消退。例如，94%的性侵受害者会即时产生创伤后应激障碍症状，在性侵事件3个月后会降到50%（Rothbaum & Davis，2003）。群体创伤事件如美国暴风灾难、"9.11"恐袭后的创伤应激障碍症状在短期内上升到30%至40%，4个月后大部分人都基本恢复正常，两年后降至20%（Whalley & Brewin，2007）。

与创伤后应激障碍密切相关的病症是急性应激反应（ASD）。它的症状与PTSD类似，有些还会有分离症状，如有不真实感、人格解体或现实解体、恍惚状态、意识清醒度下降、分离性遗忘等。有些患者在严重时可能会出现精神病性症状如幻觉、妄想、思维联想松弛等。这些症状一般在创伤发生后4个星期内出现，持续3天到4个星期。如果ASD持续时间超过1个月，对人的生活造成严重影响，且原因并非使用药物、心理疾病或创伤事件本身之外的任何因素，那么患者就可能罹患PTSD。

创伤后应激障碍一般在创伤性事件发生后6个月内发病，病程至少持续1

个月，大多不超过 6 个月，但也会有少部分达到数年甚至数十年之久。其中病期在 3 个月之内的称为急性 PTSD，病期在 3 个月以上的称为慢性 PTSD，而若症状在创伤事件后至少 6 月才发生则称为延迟性 PTSD。

（三）创伤后应激障碍的心理治疗方法

研究创伤的学者经过大量分析各项试验数据和循证研究，认为目前有如下几种疗法对于 PTSD 证明有效：认知行为疗法、暴露疗法、眼动脱敏与再加工疗法。正念减压疗法在近年也被发现具有治疗效果。还有一些疗法如接纳承诺疗法、心理动力学疗法、催眠疗法等有个别的试验发现有效果，但数据量太小，证据还不足以评估对 PTSD 的疗效。

1. 创伤聚集的认知行为治疗（cognitive-behavioral therapy，CBT）

用于治疗 PTSD 的认知和行为治疗包括暴露治疗、认知加工治疗以及这些方法的不同组合。

1）暴露治疗（exposure therapy）

延长暴露疗法（prolonged exposure，PE）是专门针对 PTSD 开发的暴露治疗，最初是用该法治疗身患 PTSD 的退伍军人。方法包括关于常见创伤反应的心理教育、呼吸放松训练、创伤记忆的想象暴露、真实情景暴露以及创伤素材的处理。PTSD 的暴露治疗采用不同的方法让患者重新体验当时的创伤事件：

想象暴露法：让患者回忆创伤性事件，并通过言语描述或者书写等方法去叙述和感知当时的情景。

真实情景暴露法：患者在治疗师的陪伴下一起重回当时发生创伤事件的地点（例如车祸现场）。

暴露疗法帮助患者直面他们常常想尽办法回避的记忆和场景。治疗师在患者再次体验创伤的过程中帮助患者加强处理相关情绪的能力，例如，恐惧、自责、愤怒、无助等。通过反复面对创伤记忆，患者可以安全地体验创伤，直至其不再引发非常强烈的情绪，并且意识到与记忆和创伤相关的一些事情和场景并不危险，从而减轻创伤痛苦。

2）认知加工疗法（cognitive processing therapy，CPT）

应用于治疗PTSD的认知加工疗法有认知治疗和行为治疗两部分，内容还包括心理教育和应对技巧训练。认知加工疗法在PTSD的治疗中使用广泛，虽然其包含创伤记忆暴露，但还是以认知治疗为主。认知加工疗法中的暴露治疗需要患者写下详细的创伤经历，并在治疗师在场的情况下朗读所写内容，然后每天作为家庭作业在家中自读。治疗师会帮助患者在暴露练习中检验浮现的想法和感受，并协助患者纠正有关安全、信任、掌控、自尊和亲密感的错误观念。患者学习去质疑错误的假设和自我陈述，并修正适应不良的想法和信念。

数项临床试验对比了聚焦创伤的认知行为治疗与暴露疗法，发现二者的疗效没有显著差异（Sloan，et al.，2018；Foa，et al.，2018）。

2. 眼动脱敏与再加工疗法（eye movement desensitization and reprocessing，EMDR）

眼动脱敏与再加工疗法中治疗师指示患者想象有关的创伤情景，同时治疗师横向移动两根手指于患者的视野中，并指示患者的目光追随手指移动。重复该过程直到患者的焦虑减弱，此时才引导患者产生适应性更好的想法。例如，最初与创伤场面相关的想法可能为"我快死了"，而适应性更好的想法可能最终为"我熬过来了，这是过去的事了"。

研究者指出，EMDR应该与认知行为治疗的元素结合使用以保证疗效。

3. 正念减压疗法

正念减压疗法教导患者以一种非评判性的接受态度关注当下。正念心理治疗对抑郁和焦虑障碍都有效。关于治疗PTSD，也有临床试验显示该方法可轻度减少 PTSD 症状（Polusny et al.，2015）。正念减压疗法不如认知行为治疗和眼动治疗对 PTSD 的效果显著。

4．其他心理治疗

接纳承诺疗法（acceptance and commitment therapy，ACT）旨在让患者学会接纳现实，增强心理灵活性，投入有价值、有意义的生活。心理动力性治疗重点在于增强患者的自我强度和人际关系能力。尚无足够随机对照试验研究这些方法对于 PTSD 的治疗，所以现有证据不足以评估这两种治疗对 PTSD 的疗效支持。

三、创伤后应激障碍的治疗模型

以目前的研究结果为基础，我们可以采取下面的 PTSD 治疗模型。

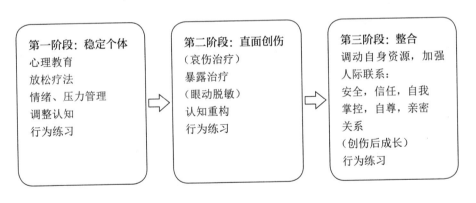

PTSD 治疗模型

（一）第一阶段：稳定个体

这一阶段的主要目标是在思维、情绪和行为方面稳定患者，为第二阶段直面创伤的暴露治疗打下基础。

1. 心理教育

首先教给患者关于 PTSD 的相关知识。这些知识在本书的相关章节里都有描述，读者可用作参考：症状、发生发展机制（脑科学研究、情绪、认知、行为）、创伤心理治疗的原理和方法。然后治疗师和患者一起确定资源取向的治疗方法和治疗目标。

心理教育在稳定患者的情绪方面有很好的效果。很多患者在这里就会感到症状有些缓和，因为他们知道自己的症状是压力下的正常反应，不是自己"疯了，不正常"。咨询师还要告知患者可能他／她的症状和情绪在开始的几次干预时甚至会有可能变得更糟糕些，因为要直面自己的创伤经历。咨询师在这里就着重指出治疗过程中患者可能会出现的回避倾向，给患者树立信心坚持。

2. 放松疗法

包括肌肉放松法、呼吸放松法等。具体可参见本书第二章"重大公共卫生事件中的情绪特征与治疗"和第六章"重大公共卫生事件中一线工作人员的心理关怀"。

3. 情绪、压力管理

例如，正念练习可以稳定情绪，降低压力。具体可参见本书第二章"重大公共卫生事件中的情绪特征与治疗"和第六章"重大公共卫生事件中一线工作人员的自我关怀"。

4. 调整认知

分辨自动思维，识别认知上的误区，找出与现实不协调的非理性的认识和信念。具体可参见本书第三章"重大公共卫生事件中的自我认知"和第六章"重大公共卫生事件中一线工作人员的心理关怀"。

5. 行为练习

行为练习贯穿整个治疗过程。治疗师布置家庭作业，患者在每次治疗期间完成作业中的练习，例如，本书中记录的呼吸训练、行为分析、感恩日记、人际交往练习等，然后在咨询时间内与治疗师讨论。通过行为练习可以发现问题、巩固治疗效果，用新的、有效的行为方式去取代旧有的错误行为方式。

（二）第二阶段：直面创伤

1. 哀伤治疗

如果患者失去了亲人，还沉浸在哀伤中，就先开始哀伤治疗。具体可参见本书第五章"重大公共卫生事件中的丧亲与哀伤治疗"。

2. 暴露治疗

治疗师可根据患者特点和自身的喜好采取延长暴露疗法或者认知加工的暴露疗法。根本在于激活患者的创伤记忆和反应，识别习惯化的情绪生成，为认知的重构创造条件。治疗师将患者的情绪反应控制在一定强度，既要让患者进行再处理，也要避免解离、过度不适或回避等情况发生。治疗之后治疗师和患者一起回顾在治疗过程中取得的进步并探讨未来的计划。

3．眼动脱敏

接受过眼动脱敏训练的咨询师可以运用这个方法，但眼动脱敏应该和认知治疗的元素结合起来使疗效得到保证。

4．认知重构

患者经过前面的治疗程序理解了自己适应不良的认知方式和行为模式，然后就可加以改变。例如，从以前"我不能相信任何人"到现在的"我是个小心谨慎的人，但我知道有些人是值得信任的"。

（三）第三阶段：整合

整合意味着我们能够从容接受不美好的经历和感情，能够把创伤经历融合到整个的人生故事中，不再回避和防御。我们的生活不再会被这些创伤经历绑架、负累，因为我们学会了有效的应对方式并且意识到美好的和不美好的经历是可以共存的。

创伤治疗的关键点在于患者自身资源的调动以及与外界的连接。治疗师可以从下面五个方面着手协助患者进行整合：安全感、信任感、自我掌控、自尊、人际关系／亲密关系。这里简单介绍一下这几个元素，具体可见本书前面几章的描写，特别是第四章对人际关系的叙述。

（1）安全感：不认为这个世界到处都是危险，也不是觉得自己要超越常人从而可以不必重视安全规则。

（2）信任感：包括信任自己解决问题的能力，也包括和他人建立信任关系。

（3）自我掌控：理解并接受创伤经历时自己的无助感，相信现在的自己可以对事情的发展有所掌控。

（4）自尊：不再背负不属于自己的愧疚和自责。关爱自己，每天做一件／几件让自己愉悦的事情。

（5）人际关系 / 亲密关系：与他人连接，（重新）建立良好的人际关系和亲密关系。

经过系统的创伤心理治疗，大部分患者可以摆脱心魔，重新拾回创伤发生前的生活。有些人能够更进一步，取得创伤后成长。这里需要再次指出，创伤后成长是经历了前面的心理成长过程自然发生的，而不是我们给自己订下"我必须要有创伤后成长"的目标，这样反而违背了心理成长的宗旨。

上面描述的创伤治疗模型是以创伤聚焦的认知行为治疗为基础的。认知加工疗法（cognitive processing therapy，CPT）每周进行一次（个别情况两次），治疗次数约 17 次，治疗师可根据实际情况做适当增减。其他的治疗方法如针对创伤的辨证行为治疗（dialectical behavior therapy，DBT）可进行一年至两年的干预。不同的治疗师和治疗流派有不同的设置。如果心理治疗不起效果，可以采取药物治疗。药物使用详见本书第二章。

四、住院治疗

有些患者病情较严重，例如，有其他的并发症、心身障碍、身体健康方面的疾病，或者有自杀风险。这种情况就需要住院治疗。每家医院视自身的特点和配置，制定自己的治疗方案。笔者在德国海德堡大学医院供职，这里介绍一下海德堡大学医院的创伤治疗的基本设置。

患者住院治疗 4 个星期，然后视情况延长。治疗团队由心身科医生或精神科医生、心理治疗师、专科医生、护士、其他治疗师（如理疗师、营养师等）和社工组成（见下图）。团队由一位主治医生领导，定期商讨个案，协同制定治疗方案。治疗流程中每个患者都接受基础治疗。特别治疗的方案由治疗团队根据患者特点制定，患者本身也参与这个决策过程中。不是每种特别治疗都要放入患者的治疗方案里。会选取患者意向最高，对患者最有效的方法。例如，有的患者更加能够被音乐和艺术治疗打开心扉；有些患者要求就业辅导，因为对未来的充分计划让他／她感到安全。让患者参与治疗计划的制定可增强他们的治疗动力，更重要的是让患者感受到自我效能感和对事物的掌控感。

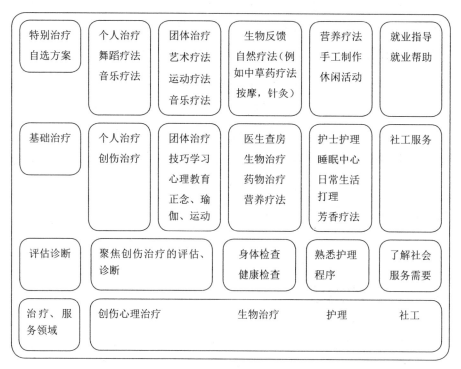

治疗方案图

武汉市精神卫生中心创伤病房借鉴了这一模式，发展了一套适合中国社会和文化的住院治疗。

（宋杰执笔）

本章参考文献

[1] Beck J G, Clapp J D. A different kind of comorbidity: Understanding posttraumatic stress disorder and chronic pain [J] . Psychological Trauma: Theory, Research, Practice, and Policy, 2011, 3（2）: 101-108.

[2] Foa E B, McLean C P, Zang Y, et al. Effect of prolonged exposure therapy delivered over 2 weeks vs 8 weeks vs present-centered therapy on PTSD symptom severity in military personnel: A randomized clinical trial [J] . JAMA, 2018, 319: 354.

[3] Maercker A, Michael T, Fehm L, et al. Age of traumatization as a predictor of post-traumatic stress disorder or major depression in young women [J] . British Journal of Psychiatry, 2004, 184: 482-487.

[4] National Institute for Clinical Excellence. Posttraumatic Stress Disorder: The management of PTSD in children and adults in primary and secondary care [M] . The Royal College of Psychiatrists and British Psychological Society, 2005.

[5] Neuner F, Onyut P L, Ertl V, et al. Treatment of posttraumatic stress disorder by trained lay counselors in an African refugee settlement: A randomized controlled trial [J] . Journal of Consulting and Clinical Psychology, 2008, 76（4）: 686-694.

[6] Polusny M A, Erbes C R, Thuras P, et al. Mindfulness-Based Stress Reduction for Posttraumatic Stress Disorder Among Veterans: A Randomized Clinical Trial [J] . JAMA, 2015, 314: 456.

[7] Rauch S A, Grundfeld T E, Yadin E, et al. Changes in reported physical health symptoms and social function with prolonged exposure therapy for chronic posttraumatic stress disorder [J] . Depression and Anxiety, 2009, 26（8）: 732-738.

[8] Rothbaum B O, Foa E B, Riggs D S, et al. A prospective examination of posttraumatic stress disorder in rape victims [J] . Journal of Traumatic Stress, 1992, 5: 455-475.

[9] Rothbaum B B, Davis M. Applying learning principles to the treatment of post

trauma reaction [J] . Annals of the New Yorker Academy of Sciences, 2003, 1008: 112-121.

[10] Sloan D M, Marx B P, Lee D J, et al. A brief exposure-based treatment vs cognitive processing therapy for posttraumatic stress disorder: A randomized noninferiority clinical trial [J] . JAMA Psychiatry, 2018, 75: 233.

[11] Watts B V, Schnurr P P, Mayo L, et al. Meta-analysis of the efficacy of treatments for posttraumatic stress disorder [J] . Journal of Clinic Psychiatry, 2013, 74: 541-550.

[12] Walley M G, Brewin C R. Mental health following terrorist attacks [J] . British Journal of Psychiatry, 2007, 190: 94-96.

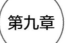

第九章

评估、转诊与
住院治疗

当个体面对重大灾害、突发事件的影响时，其认知、情感及行为容易受到影响，其程度与个体的人格特质、过往经历（成长经历，家庭学校教育等）、支持系统（家庭及社会支持系统）等有关。

突发的公共卫生事件是一种危机，具有不可预知性、不可抗拒性和后果严重性等特点，不仅会导致生命伤亡和经济损失，而且在突发性公共卫生事件后会出现焦虑、抑郁、创伤后应激障碍、污名化等大量心理问题。调查研究发现，灾难后抑郁症的发病率25%，而创伤后应激障碍的发病率33.3%。受灾者和救援者还有可能出现焦虑、睡眠障碍及物质滥用（如烟酒）等心理困扰及行为问题，这些受困扰的人群需要心理干预的介入帮其缓解痛苦并面对困境，在对这些人群进行心理干预时，需要判断其心理状况，了解其家庭社会支持系统等，以便开展与之适合的心理干预，这涉及对有困扰人员的心理评估。

心理评估是运用专业的心理学方法和技术对个体的心理健康状况，如行为、认知能力、情绪状态等进行全面、系统和深入的判断及分析。通过评估，确定个体受突发公共卫生事件影响的严重程度、确定其精神状态和能力水平、确定其自我或对他人伤害的危险性等，进一步寻找可能的解决方法、寻求应对方式、完善支持系统和其他资源，心理评估可应用于教育心理学、司法心理学、人力资源管理心理学等各个心理学领域，当心理评估应用于临床心理学时，称临床心理学评估或临床评估。临床评估中，心理工作者采用某种形式的评估来获得对来访者整体的了解，制定相应的干预措施，提供转诊及住院治疗的可操作性方案，预测灾后精神卫生问题，亦可评判咨询的效果。

一、评估对象

受突发公共卫生事件影响的人群较多，主要包括直接卷入者、密切相关的个人家庭成员、一线工作人员、受突发公共卫生事件影响的其他人员。

（一）直接卷入者

面对突发公共卫生事件，我们都会感到恐慌、压力。例如，当被确诊时，人们的心理和行为都会出现变化，患者比健康人群的心理状况总体要差，睡眠、抑郁、激惹、疑病、强迫、躯体化、焦虑、恐惧等问题高于健康人群。

即刻反应分为心理休克期、心理冲突期、退让期或重新适应期。

心理休克期即人们确诊后，第一反应往往是茫然失措，或出现不真实的感觉，可能处于重大的应激中，此阶段持续数天或数周；心理冲突期的特点是思维混乱，注意力难以集中，出现丧失感、无助感等。患者可能会通过否认自己患病、怀疑诊断来减轻心理应激反应；退让或重新适应期即患者不得不开始接受现实。开始调整自己的心理状态与行为来适应患病这一现实。

当患者逐渐接受了患病现实，他的心理反应变得突出，可能会表现为：① 主观感觉异常：对身体内部各器官的活动特别关注，有多种不适感觉。② 害怕孤独，特别思念亲人；猜疑心加重，对医护人员察言观色，担心病情变化被隐瞒；感到自卑。③ 情绪易波动：容易发怒，容易伤感，常因小事发火，事后又懊悔不已；焦虑、抑郁情绪。④ 行为幼稚：表现得像个小孩子，依赖他人，要求别人关心、照顾自己，生活被动。以上反应大部分人都会出现，属于人们面对重大疾病时的自然反应。当然，每个患者病后的心理反应不尽相同，如果反应过于严重，干扰患者的日常生活，就应该采取措施进行干预。

对患者患病期间心理体验的质性研究发现，患者存在不同程度的焦虑、出现急性应激障碍、呈现出创伤后成长的特点。不同程度的焦虑与患者本人的基础疾病、未来的不确定性（复发、对身体的损伤等）、角色冲突（影响到亲人、医护人员等）、经济压力有关。急性应激障碍表现为心因性意识模糊状态、消极自责、出现自杀意念等。创伤后成长表现为发现新的可能性（发现生活中的美好），人生哲学的变化等。

对18例有重度焦虑和抑郁症状的病毒感染患者进行有关重度焦虑和抑郁症状影响因素的半结构式深入访谈，发现患者的重度焦虑及抑郁症状与个人因素，家庭因素和环境因素有关，其中个人因素表现为担心疾病预后、疾病认知不足、人际沟通障碍，家庭因素表现为家庭支持不足、家庭重大变故、家庭角色缺失，环境因素表现为医院封闭式环境、病区负性事件。

对患者治疗前、治疗后的症状自评量表的评分比较，发现在抑郁、敌对、恐惧方面有显著性差异，在躯体化、强迫、焦虑、精神病性方面有差异。对恢复期观察第一周后、出院后一周内进行症状自评量表的评分比较，发现在躯体化、强迫、抑郁、焦虑、敌对、其他（饮食、睡眠等）方面有显著性差异。

（二）密切相关的个人家庭成员

患者家属、一线工作人员家属在这个过程中也承担了很多的压力，一项对危机期间大众的心理症状水平的研究发现，在睡眠、抑郁、焦虑、恐惧、激惹、强迫、疑病、躯体化、心理症状总分等维度上，患者家属得分最高，其次是一线防控人员及其家属，普通大众得分最低，分数越低心理状况越良好。

一项总共有845名参与者（即医护人员家属）完成的问卷调查，显示回复率为95.80%，焦虑和抑郁症状的发生率分别为33.73%和29.35%。焦虑症状的危险因素包括思考病毒感染的时间长短，关注家人（即医护人员）是否与患者或疑似患者有过直接接触。

（三）一线工作人员

医务工作者、基层干部、社区工作人员、志愿者们，危机突发期间作为抗疫一线的主力军，后期有些仍旧在一线的岗位上。这些一线工作人员容易出现恐惧、抑郁、压抑、挫败、自责等情绪，高强度的工作易发生耗竭表现，如注意力下降、记忆力减退等。武汉市精神卫生中心"心心语"心理热线的来电资料分析发现医务工作者的来电中心理问题的比例明显高于非医务工作者。医务工作者在工作中担心被感染的比例明显高于非医务工作者。

一项研究的重点是对他们的心理状况进行评估，共有2299名符合条件的参与者，其中包括2042名医务人员和257名行政人员。两类受访者的恐惧、焦虑、抑郁程度有显著性差异。此外，与感染病人有密切接触的一线医护人员，包括呼吸科、急诊科、传染病科及ICU等科室工作人员，焦虑及抑郁的可能性较非临床的行政人员高出两倍。

（四）受突发公共卫生事件影响的其他人员

从身体健康状况来看，其他身体不适和疑似人员在睡眠、抑郁、激惹、疑病、强迫、躯体化、焦虑、恐惧、心理症状上的问题比健康人群明显。中年患者比青年患者、老年患者的心理问题更明显。有精神障碍病史的患者在面临突发事件时也更容易受到冲击，会增加其复发的可能性。对突发公共卫生事件期间存在生命危险（存在自杀意念、自杀计划等）的危机来电发现，其他基础疾病的患者危机的比例为9.6%，直接卷入者的比例为6.3%，健康人群的比例为4.1%。

二、评估的态度与原则

在对突发公共卫生事件的受影响相关人群进行心理评估时，需要有基本的态度和原则，主要指咨询者对待心理评估这一过程所持有的立场以及个人倾向。

评估的态度主要包括三个方面：

① 连续体观点，是指咨询者在为来访者进行心理评估时，要明晰异常心理和正常心理之间没有绝对的界限，心理活动是一个渐变的连续体，区别往往是相对的。② 多因素观点，心理活动的表现受到多种因素的影响，这就要求心理评估时咨询师要考虑多方面的因素，同时考虑来访者生物、心理、社会三个因素的共同作用。③ 动态的观点，以动态的观点来看待来访者的问题和整个心理评估过程，明确心理评估只是对来访者当前所面临问题的一种定性考量，而不是最终结论，同时需要将来访者的潜力以及自我治愈的能力考虑在内。

评估的原则主要也包括三个方面：

① 灵活性原则，灵活性包含两种含义。一是评估过程要灵活使用多种评估方法；二是在心理咨询中，咨询师需要以多种心理咨询理论对来访者面临的心理问题提出各种可能的假设。② 过程性原则，咨询师要明晰心理评估是一个过程，贯穿咨询的始终，咨询师是逐渐了解来访者的，同时随着咨询的进展，新的内容的出现，不断提出并修正对来访者问题的假设或咨询计划。③ 共同参与性原则，心理咨询师和来访者共同参与评估过程，心理评估不是单方面的工作，评估的工具、方法和治疗的目标等都需要咨询师与来访者共同商定。

三、评估方法

心理评估的方法主要有两类，分为标准化测验方法和非标准化评估方法。

标准化测验是指有标准常模群体的测验，包括人格测验、智力测验等。非标准化评估方法包括访谈法、观察法等。非标准化评估方法具有来访者可积极主动参与评估过程、强调对个体的整体研究、容易调整以适应个体差异、能更有效选择咨询方法等优点。突发公共卫生事件时，比较常用的是心理测验法和访谈法。

（一）心理测验法

心理测验是依据心理学理论，在一定的操作程序下，通过观察人的少数代表性的行为，对于人的全部行为活动的心理特征做出推论及数量化分析的科学手段。

由于心理现象比较复杂，测量起来困难，因此心理测验具有间接性、相对性及客观性三个性质。测验的间接性指的是人的心理活动不能被直接测量，只能通过测量人的外显行为，通过一个人对测验项目的反应来推论出这个人的心理特质。测验的相对性指的是在对人的行为作比较时，只有一个连续的行为序列，没有绝对的标准。所谓测验就是看这个人处在序列的什么位置，由此测得一个人的智力高低或性格特性等心理特点。测验的客观性即测验的标准化问题，测量工具必须标准化。

心理测量的标准化包括三部分。首先，涉及测验的项目或作业、施测说明、施测者的言语态度及施测时的物理环境等，均经过标准化，测验的刺激是客观的。其次，测量的评分和记分原则均经过标准化，对反应的量化是客观的。最后，对测量分数转换和解释均经过标准化，对测量结果的推论是客观的。

在对受突发公共卫生事件影响的人群展开科学研究及进行心理干预时，会用到心理测验的方法，常用到的是人格测验及心理评定量表两类。人格测验有助于咨询师了解来访者的人格特征，以便于对来访者的问题有更深入的理解，有针对性地开展心理干预、心理咨询及治疗工作。目前应用较多的人格测验有艾森克人格问卷、卡特尔16人格因素问卷、明尼苏达多项人格调查表

（MMPI）等。明尼苏达多项人格调查表（MMPI）还有助于咨询师了解来访者是否属于精神异常的范围。应用较多的心理评定量表有心理健康自评问卷、焦虑自评量表、抑郁自评量表、失眠严重指数量表等，这些量表的用法及评分比较简便，常被用来检查来访者是否存在某方面的心理障碍或其程度。

（二）会谈法

评估性会谈通常是在会谈的初期进行，一般占用一次会谈时间，如果来访者的问题较为复杂，则需要花更多的时间和次数来进行评估。进行评估性会谈时有三个基本的任务：① 了解来访者的个人背景和经历信息，如婚姻状况、家庭状况、工作或学习情况、人际交往模式、与当前问题有关的经历等。② 评估来访者当前的生活状况，了解其现实状态和精神状态。③ 评估和揭示来访者最主要的问题和咨询或治疗目标。

临床访谈的方法主要有非结构化访谈、半结构化访谈、结构化访谈。

结构化访谈非常标准化，访谈者根据评估的要求，预先准备好访谈提纲、问题形式、回答方式和访谈过程。访谈者逐个问题向受访者提问，了解情况，访谈流程完全由访谈者主导。这种访谈方式能系统获取进一步评估需要的材料，标准化使得每个访谈者能够以相对一致的方式进行。不足之处是这种标准化的、统一的问卷和表格难以囊括事件的方方面面，难以触及深层的问题及发现问题的变化过程，难以综合性地、多层次地把握问题。

非结构化访谈没有标准化流程和固定的问题顺序，也没有必须要询问的问题，访谈者根据自己的提问方式，根据评估的范围自由交谈，谈话自发、灵活、开放、气氛轻松。具有很大的弹性和自由度，能充分发挥访谈双方的主动性、积极性、灵活性和创造性。轻松的氛围下，来访者更愿意倾吐有关问题，咨询师根据对方的回答和反应调节谈话的内容，对其问题进行更深的了解，挖掘出对进一步评估具有价值的资料。由于非结构化访谈没有标准化顺序，弹性很大，谈话容易出现顾此失彼的情况，需要时间比较长，影响评估的效率，咨询师的主观性有时不可避免，导致有选择地或有偏向地搜集信息，而影响评估的全面。

半结构化访谈介于结构化访谈和半结构化访谈之间，它比结构化访谈更加有弹性，在一定程度上发挥了结构化访谈和半结构化访谈的长处，避免了他们的不足。访谈者有评估的关键主题，以及一份收集信息的问题提纲，访谈过程中根据这些关键点灵活地发问，可随意安排提问顺序，对他们认为重要的方面进行追问，也可以讨论新问题。

四、评估会谈的内容

当发生突发公共卫生事件时，对于处于危机中的个体或者群体，需要开展危机干预，对于不危机但心理受影响者需要进行心理咨询或治疗进行干预，而干预的方式主要是通过会谈展开。无论是在面谈的过程中，还是心理热线、远程视频咨询中，当来访者和咨询师开始互动时，评估也就开始了。

以下是一段心理热线的来电及评估：

求助者：你好，这里是心理热线吗？

咨询师：是的，请问有什么可以帮到你？

求助者：我很累（带着哭腔）。

咨询师：是发生什么事了吗？

求助者：我在家里上网课，集中不了注意力，作业太多完成不了，成绩也在下降，我很努力了，但是，心情很糟糕，想学学不进去，妈妈很忙没时间关心我，也不理解我的心情，觉得我在逃避，说我装病（哭泣），总是说我懒散，我也不想这样，我觉得我快撑不下去了，好累……

……

求助者：心情很难受的时候，就想死。

咨询师：是有想死的念头还是说有具体的计划要去做？

求助者：就是有想死的念头，没有做过，有点怕。

咨询师：想死的念头以前有过吗？

求助者：以前也有。

咨询师：是从什么时候开始的呢？

求助者：从七年级就有了，难过的时候就有。

咨询师：难过的时候我们都希望得到支持和安慰，那这种时候，有人能帮到你吗？

求助者：有时候会找我爸爸，他会开导一下我，但是，他经常不在家。但也不能全部和他讲，身边又找不到可以说心里话的人。

……

求助者：我现在情绪好些了，也了解了怎么去调整我的情绪。

咨询师：热线咨询让你能够理解到你的情绪以及运用一些方法去调整，让你情绪暂时得以缓解，但是，你的情绪挺低落，让你没办法集中注意力学习，对你的生活和学习造成了很大的影响，这个情绪和你目前的学习压力和家庭关系有一定的关联，而且你父母对你目前面临的状况不了解，但是，热线的干预毕竟有限，需要家长带你去精神卫生机构接受精神科的评估和治疗，你们的家庭冲突也建议找家庭治疗师来进行治疗，帮助你和你们家庭更好地应对目前的困境。

求助者：我妈妈不会听我的，她不一定愿意带我去看。

咨询师：你家长有没有在你附近，如果在的话，你可以把电话给他们，我和他们谈谈，可以吗？

　　求助者：好的。

　　……

——摘自武汉市精神卫生中心"心心语"热线。

个案信息已经过修改处理

　　这是一则心理热线寻求援助的电话片段，评估和咨询贯穿整个干预过程。

　　在这个干预片段中，咨询师对求助者有了一个评估的大致结果：初三女生，身体健康，既往无精神科诊断，面临中考，学习压力大，出现明显的低落情绪，冲突的亲子关系加剧了她的情绪反应，且缺乏家庭的理解和支持，缺乏同学的支持，存在消极想法，无自伤自杀行为计划，自杀风险等级为轻微。求助者为青少年，对家属进行相应的健康宣教，建议其和家属去精神卫生机构进一步诊疗。

　　当我们进行评估时，可以从以下几个方面来收集信息，形成对来访者的整体印象。

（一）来访者的基本信息

　　来访者的基本信息主要包括：

　　① 姓名。② 性别。③ 年龄。④ 婚姻状况。⑤ 所在地。

　　⑥ 文化程度：来访者的受教育经历。

　　⑦ 工作背景：具体的职业（医务人员，一线相关的职业等），职业的变动经历等，工作中与同事的关系状态。

基本信息可以让我们对来访者有一个整体的印象。

（二）来访者的健康状况

突发公共卫生事件会涉及我们个体的身体健康，而身体和心理是相互影响的。对健康状况的了解可以知晓来访者曾经或者目前面临的挑战，对患者的研究发现，直接卷入者、其他躯体疾病患者及健康人群在焦虑、抑郁等方面存在差异。对健康的评估主要包括如下两部分。

> ① 身体健康状况：以往的躯体疾病史，目前的健康状况。
>
> ② 精神健康状况：既往精神病史，当时的主诉，住院的经历，精神科诊断及治疗，治疗的时间，治疗的结果。

（三）来访者的关系状况

来访者的关系状况主要包括家庭情况和家庭成员之外的社会关系情况，突发公共事件发生时，会牵动到个体、家庭及社会。和谐的家庭更有助于个体去面对因事件引发的心理困扰。家庭是一个人成长的重要环境，在这个环境里个体学习如何与人相处、学习亲密情感的表达、学习如何呈现自己的感受、学习如何分享等。对家庭情况的了解可以知晓来访者的家庭支持系统、他与人建立关系的模式、处理情感的模式。同时，公共危机事件对家庭也是一个挑战，有些家庭因隐藏的矛盾被激发而引发冲突，有些家庭在合力面对危机事件时变得更有凝聚力。家庭之外，我们还有其他社会关系系统，如朋友、恋人、工作中的同事等，这些关系亲近的人员在个体面临困境时可提供相应的心理支持，缓解压力。

对关系状况的评估主要包括如下几个部分：

① 父母的情况：父母亲的职业、健康状况等。

② 兄弟姐妹的情况：兄弟姐妹的职业、健康状况等。

③ 孩子的情况：孩子的职业、健康状况等。

④ 家庭关系：父母亲之间的关系、来访者和父母亲的关系、兄弟姐妹之间的关系、来访者的婚姻关系、来访者与自己孩子的关系。

⑤ 社会关系状况：与朋友或恋人的关系、同事关系（同学关系），可提供支持的个体或者团体等。

（四）面临的主要问题和求助目标

在对受事件影响的来访者进行干预时，需要明确知晓来访者的求助问题及求助目标，对目标的讨论涉及后续的咨询计划设定及咨询技术使用。来访者面临的主要问题即来访者的主诉。主要涉及：① 明确问题的范围，确认相关的原发及继发问题，得到问题的大致框架。② 明确问题的前因后果。③ 与之相关联的想法、感受和采取的行为。④ 明确问题的严重程度，对来访者的工作和生活有什么样的影响，问题行为发生的频率和持续时间。⑤ 了解来访者应对问题时个人及环境有利的因素及资源，以前有无解决类似问题的经验方法。⑥ 了解来访者对问题的理解。

以下是一些可参考的问话：

"我们今天会讨论一些困扰你的问题，为了准确分析你的问题，我会问一些详细的内容，以便我们两人都明确你来此的目的，对你所面临的问题有深入的判断，你觉得怎么样？"

"你能描述一下困扰着你的事情吗？"

"你的生活中存在着哪些压力？"

"你以前碰到过这种情形吗，是怎么处理的呢？"

"你为了改善这个事情做了哪些尝试？"

"这个问题在多大程度上干扰了你的日常生活？"

"这种事情发生了多少次？"

……

（五）主要的情感和情绪状态

个体在面对突发公共卫生事件时，最直接的反应是情绪层面的。当面临公共卫生事件或重大灾害时，会引发诸多情绪，当我们了解情绪的具体表现形式后，需要留意情绪的强度，比如，抑郁很严重的时候可能引发自伤自杀行为。

以下是可参考的问话：

"你对此是什么感觉？"

"当这件事情发生时 / 当你做这件事情时，你有什么感受？"

"当你谈到丈夫时，你的表情变得很严肃，音调升高，内心深处对他是有什么样的感觉呢？"

"你谈到每当家庭发生冲突时，会让你有一种受伤害的感觉，除了这种感觉以外，你还有没有其他的感受？"

"你谈到情绪比较低落，有什么样的表现呢？"

"当事件发生时，你的身体有什么感觉吗？"

"当这个问题出现时，你的感觉强度如何呢？"

（六）精神状况评估

突发公共卫生事件发生时，对不同人群的心理冲击不同，有些来访者是情绪的波动，严重的会引发精神病性的症状，比如，幻觉、妄想等，有部分精神障碍患者因各种原因使其精神状况变得更加严重。对来访者进行访谈的过程中，如果怀疑来访者的症状与器质性病变有关，则需要建议来访者先排除躯体的问题，如有些来访者出现心跳加速或者胃疼等，则需要排查心脏或者胃部是否有病变。对来访者的精神状况评估主要有知觉、思维过程、意识水平、对时间地点人物的定向、记忆力、注意力、对冲动的控制等。如果出现意识障碍和定向力障碍则提示来访者可能有器质性的损伤，需要进行神经科的检查。

（七）人格的评估

人格是指个体在对人、对事等方面的社会适应行为方面的内部倾向性和心理特征。主要表现为能力、性格、气质、动机、需要、兴趣、理想、价值观等方面的整合，是具有动力一致性和连续性的自我，是个体在社会化过程中形成的独特的心身组织。个体的人格状况会影响到其如何应对突发公共卫生事件，特别是人格障碍患者。同时，公共卫生事件亦会冲击到个体的人格状态。

人格障碍是指明显偏离正常且根深蒂固的行为方式，具有适应不良的性质，其人格在内容上、质上或整个人格方面异常，由于这个原因，病人遭受痛苦或使他人遭受痛苦，或给个人或社会带来不良影响。人格障碍的诊断标准有

《精神疾病的诊断和统计手册》(Diagnostic and Statistical Manual of Mental Disorders, DSM), 国际疾病分类 (International Classification of Diseases, ICD) 等。现以 DSM-V 为例列举突发公共事件时易受影响的两种常见人格障碍：边缘型人格障碍和自恋型人格障碍的特点。

边缘型人格障碍：一种人际关系、自我形象和情感不稳定以及显著冲突的普遍心理行为模式：始于成年早期，存在于各种背景下，表现为下列 5 项（或更多）症状：

① 极力避免真正的或想象出来的被遗弃（注：不包括诊断标准第 5 项中的自杀或自残行为）。

② 一种不稳定的紧张的人际关系模式，以极端理想化和极端贬低之间交替变动为特征。

③ 身份紊乱：显著的持续而不稳定的自我形象或自我感觉。

④ 至少在两个方面有潜在的自我损伤的冲动性（例如消费、性行为、物质滥用、鲁莽驾驶、暴食）（注：不包括诊断标准第 5 项中的自杀或自残行为）。

⑤ 反复发生自杀行为、自杀姿态或威胁或自残行为。

⑥ 由于显著的心境反应所致的情感不稳定（例如强烈的发作性的烦躁，易激惹或是焦虑，通常持续几个小时，很少超过几天）。

⑦ 慢性的空虚感。

⑧ 不恰当的强烈愤怒或难以控制发怒（例如经常发脾气，持续发怒，重复性斗殴）。

⑨ 短暂的与应激有关的偏执观念或严重的分离症状。

自恋型人格障碍：一种需要他人赞扬且缺乏共情的自大（幻想或行为）的普遍心理行为模式；起自成年早期，存在于各种背景下，表现为下列5项（或更多）症状：

① 具有自我重要性的夸大感（例如，夸大成就和才能，在没有相应成就时却盼望被认为是优胜者）。

② 幻想无限成功、权利、才华、美丽或理想爱情的先占观念。

③ 认为自己是"特殊"的和独特的，只能被其他特殊的或地位高的人（或机构）所理解或与之交往。

④ 要求过度的赞美。

⑤ 有一种权利感（即不合理的期望特殊的优待或他人自动顺从他的期望）。

⑥ 在人际关系上剥削他人（即为了达到自己的目的而利用别人）。

⑦ 缺乏共情：不愿识别或认同他人的感受和需求。

⑧ 常常妒忌他人，或认为他人妒忌自己。

⑨ 表现为高傲、傲慢的行为或态度。

（八）创伤相关症状的评估

突发公共卫生事件如果发展成创伤性事件，容易使事件之中个体产生急性应激障碍（ASD）与创伤后应激障碍（PTSD）的相应表现。具体如下：

创伤性再体验症状。出现闯入性记忆，与创伤相关的记忆强行进入大脑，以闪回或梦魇的方式使个体反复体验创伤的情绪和感觉，可出现严重的触景生情反应。如有些来访者会描述"越是不想去想，越是停不下来，甚至有时候不自觉地就蹦出来这些画面，像放电影一样，有时候睡着会被做噩梦吓醒"。

回避性症状。长期或持续回避与创伤相关的情境，如努力回避与创伤事件有关的人和事、创伤发生的地点，有些患者伴有选择性遗忘、遗忘某些事件或细节、出现麻木等反应，与人保持距离，感到孤独。如"他不敢再去工作""把自己关起来躲在房间里"。

过度唤醒症状。警觉性增高，表现为易激怒、易受惊吓、睡眠减少、紧张不安、注意力不能集中等。"出现一些咳嗽、喉咙不舒服就变得很紧张""听到外面的救护车的声音很恐慌"。

分离症状。如有不真实感、人格解体或现实解体，恍惚状态，意识清晰度下降，分离性遗忘等。

精神病性症状。有些来访者在严重时可能会出现幻觉、妄想、思维联想松弛等精神病性症状。

其他症状。有些来访者会出现自伤自杀，攻击性行为，成瘾、物质滥用等。

儿童与成人在 PTSD 的表现上有所不同，儿童的创伤性再体验症状常表现为梦魇，反复扮演创伤性事件，玩与创伤有关的主题游戏等；回避性症状常表现为分离焦虑、不愿意离开重要养育者；过度唤醒症状常表现为注意障碍、睡眠困难、易怒等。

（九）危机状况的评估

个体在面临巨大的突发性事件或者受长期事件的影响时，在激烈情绪的冲击下可能会引发危机性的行为及想法，如① 自杀想法、行为、计划等。② 杀人的念头和暴力行为。③ 物质滥用，吸食毒品等。④ 生理、情绪和性虐待等。访谈时需要详细评估这几个方面，尤其是自杀的行为及想法在应对突发性公共卫生事件时多见，因而主要介绍关于自杀的评估。

自杀的具体征兆主要表现为直接性的语言、间接性的语言、行为表现和当前面临的困境。直接性的语言如"我还不如直接死了算了""太痛苦了，我想了结自己"。间接性的语言如"我觉得我是个拖累，没有我的话，他们……"行为表现如整理和安排个人物品、财产等，购买或获取实施自杀的工具等。当前的困境如面临重大的丧失（亲人去世、关系破裂）等。

自杀危机评估会谈包括以下内容：

① 评估来访者的情绪状况。② 了解来访者当前自杀观念出现的情境、应激源、面临的压力。③ 了解既往自伤自杀行为史。④ 了解自杀的具体计划，包括实施方式，危险性，可行性等。⑤ 评估来访者对情绪和行为的自控能力。⑥ 对来访者是否企图自杀进行判断。⑦ 了解来访者的外在支持系统（家庭、朋友及社会）。⑧ 评估来访者危机的保护性因素和危险性因素。

危机的保护性因素主要有：

① 来自家庭、朋友和其他有重要关系的人士的支持。② 宗教、文化和种族信仰。③ 参与社区活动。④ 满意的社交生活。⑤ 与社会相融合，即通过参加工作以及建设性地利用业余时间的方式。⑥ 能获取精神健康方面的关怀与服务的资源。

危机的危险性因素主要有：

① 较低的社会经济地位和教育水平。② 失业。③ 社会压力。④ 与家庭生活、社会关系以及保障系统有关的问题。⑤ 既往有创伤史，如躯体虐待等。⑥ 精神障碍。例如，抑郁症、个性障碍、精神

分裂以及酗酒和吸毒。⑦感觉自身毫无价值或绝望。⑧判断能力受损，缺乏自制力和出现自我毁灭行为。⑨存在身体疾病及慢性病痛。⑩亲眼看见过他人自杀。⑪具有进行自残的经历。⑫经历毁灭性及暴力事件。

对自杀的评估涉及风险等级的评估，自杀的风险等级分为五级。① 不存在：没有自杀的想法，无自我伤害的风险。② 轻微：有自杀想法，无自我伤害的具体计划或准备，几乎没有自杀的风险。③ 中等：有自杀想法，有自我伤害的具体计划或准备，以往可能有过自杀史，自控力完整，有一定的自杀危险因素。④ 严重：经常出现强烈的自杀想法，有自我伤害的具体实施计划或准备，或曾多次尝试自杀，已具有明确且成熟的自我伤害计划和准备，或曾多次尝试自杀，自控能力有问题。来访者表现出认识上的偏执和对未来的绝望，存在多项自杀的危险因素。⑤ 极高：来访者明确表示一旦有机会就会自杀，多次尝试自杀，存在多项明显的风险因素。

对于伤人的行为，需要评估其伤人的原因、过往伤人的经历，当前的暴力风险。物质依赖的则需要了解药物依赖的历史、频率、风险。

（十）提出治疗建议

对来访者进行详细的会谈后，评估的最后一步是提出对来访者的治疗建议。如① 进行神经生理检查，排除躯体方面的疾病。② 精神科诊断及治疗，确定诊断及药物治疗。③ 心理治疗：个体治疗（精神分析取向、人本主义、认知行为、艺术治疗等）、家庭治疗、团体治疗。④ 心理咨询。⑤ 自我调适。

五、评估工具

如前所述，突发公共卫生事件会影响到个体或者群体的整体心理状况、情绪状态、危机表现及应激反应。在评估的过程中，需要有针对性的使用一些评估工具（评定量表）对来访者的这些方面进行评定，更好地了解来访者心理状况。以下介绍一些相对简单、常用的评定量表，每一类会列举一个量表的指导语及量表内容为例。（详情见附录一、附录二）

（一）心理健康状况的评定量表

评定心理健康比较快速简短的量表包括一般健康问卷（12-item General Health Questionnaire，GHQ-12）和心理健康自评问卷（Self-reporting Questionnaire 20，SRQ-20），有精神病性症状的可用简明精神病评定量表（Brief Psychiatric Rating Scale，BPRS）评定。

（1）一般健康问卷包括 12 个项目，每个项目 4 级评分，对于阅读困难被试，也可由工作人员读给被试听，被试作答，由工作人员帮助圈选答案。回答前两项者计"0分"，回答后两项者计"1分"，总分范围为 0～12 分。GHQ-12 主要针对精神痛苦水平而不具有诊断功能，总分值越高，个体的精神痛苦水平就越高。在用作筛查工具时，一般选择 3 分为切分值，总分 ≥ 3 分视为可能存在心理问题。

（2）心理健康自评问卷是世界卫生组织（WHO）发布的简易快速筛查工具，作为评估受灾群众心理健康状况的专业工具。共 20 个项目，每个项目 2 点计分，得分越高表示精神失调症状越突出，临床参考指标为 7 分，大于 7 分则应引起关注。

（3）简明精神病评定量表是在临床评估中广泛应用的专业评定量表之一，

是一个评定精神病性症状严重程度的量表，适用于具有精神病性症状的大多数重性精神病患者。

（二）情绪状况的评定量表

与情绪相关的量表主要是焦虑、抑郁及失眠量表。

（1）广泛性焦虑障碍量表（generalized anxiety disorder，GAD-7），包括 7 个项目，每个项目 4 级评分（0~3 分），得分 0~4 分为正常，5~9 分可能是轻度焦虑，10~14 分可能为中度焦虑，15~19 分可能为中重度焦虑，19~21 分可能为重度焦虑。

（2）焦虑自评量表（self-rating anxiety scale，SAS），有 20 个项目，根据最近一周的感觉进行评定，总分越高，表明焦虑程度越重。

（3）抑郁症筛查量表（patient health questionnaire，PHQ-9），包括 9 个项目，每个项目 4 级评分（0~3 分），得分 0~4 分为正常，5~9 分可能是轻度抑郁，10~14 分可能为中度抑郁，15~19 分可能为中重度抑郁，19~27 分可能为重度抑郁。

（4）抑郁自评量表（self-rating depression scale，SDS），有 20 个项目，包括精神性—情感性症状、躯体性障碍、精神运动性障碍、抑郁性心理障碍。其特点是使用简便，并能相当直观地反映抑郁患者的主观感受及其在治疗中的变化。主要适用于具有抑郁症状的成年人，包括门诊及住院患者。对严重迟缓症状的抑郁，评定有困难。对于文化程度较低或智力水平稍差的人效果不佳。

（5）失眠严重指数量表（the insomnia severity index，ISI），用来评定失眠的状况。有 7 个项目，0~7 分为没有临床上显著的失眠症，8~14 分为阈下失眠症，15~21 分为临床失眠症（中重度），22~28 分为临床失眠症（重度）。

（6）匹茨堡睡眠质量指数量表（pittsburgh sleep quality index，PSQI）是由 19 个自我评定问题和 5 个由睡眠同伴评定的问题组成。仅将 19 个自我评定问题计分。19个自我评定问题构成由0~3分的7个因子。累积各因子成分得分为匹茨堡睡眠质量指数量表的总分，总分范围为0~21，得分越高，表示睡眠质量越差。

以上这些量表可以对个体进行评估，也可以对群体进行测评，适合对企业的复工复产、员工心理体检等团体测评，而形成团体测评报告。

（三）应激相关评定量表

（1）创伤后应激障碍筛查量表（PTSD checklist，PCL-5），共20个项目，5级评分（0~4），0~32分为正常，大于32分提示可能有创伤后应激障碍。

（2）埃森创伤问卷（Essen Trauma Inventory，ETI），分成人版和儿童版，埃森创伤问卷是一个自评问卷，用于评估心理创伤事件以及创伤引起的心理障碍，包括急性应激障碍以及创伤后应激障碍。由德国杜伊斯堡–埃森大学的Tuzay及其团队于2007年编制而成，ETI适用于18岁以上的成年人，而ETI-KJ适用于12~18岁的儿童、青少年。ETI共由58个题目组成，是按照DSM-4的诊断标准所编制的，该量表共包含5个部分。第一部分是14个创伤性事件，被试者选出他们所经历过的那些创伤性事件，是作为亲历者还是目击者，第15题则要询问被试者是否还经历过其他什么创伤性事件，然后被试者要求选出以上事件中他们认为最严重的一件，第二部分是关于最严重的创伤事件发生了多长时间，以及6个是否问题，这六个问题也是依据DSM-4的诊断标准所编制的，这个部分的结果可以显示出被试是否经历了符合"创伤"标准的创伤事件，第三部分由23个题目组成，均关于PTSD的症状，5个关于闪回，7个关于回避，5个关于高警觉，6个关于解离，每个问题由0~3分四个选项组成（0：从来没有，3：经常发生），这一部分的结果显示出被试者PTSD或者ASD的症状，分数越高症状越严重。第四部分是关于躯体不适和其他创伤性的症状。第五部分是由8个是否问题组成的，是关于社会功能和其他功能受损的情况。该问卷于 2010 年由周娟等人翻译成中文并对其进行修订，具有良好的信效度。

（四）危机相关量表

（1）自杀态度问卷（suicide attitude questionnaire，QSA），共 29 个条目，包括四个维度：对自杀行为性质的认识，对自杀者的态度，对自杀者家属的态度，对安乐死的态度。分析结果时，计算条目均分，可以以 2.5 和 3.5 分为两个分界值，将对自杀的态度分为三种情况：小于等于 2.5 分为对自杀持肯定、认可、理解和宽容的态度，2.5~3.5 分为矛盾或中立的态度，大于等于 3.5 分认为对自杀持反对、否定、排斥和歧视的态度。

（2）生活事件量表（life event scale，LES），共 48 个项目，包括三方面的问题。一是家庭生活方面，二是工作学习方面，三是社交方面及其他方面。LES 适用于 16 岁以上的正常人、神经症、心身疾病、各种躯体疾病患者以及自知力恢复的重性精神病患者，主要应用于：① 神经症、心身疾病、各种躯体疾病及重性精神疾病的病因学研究。② 指导心理治疗、危机干预，使心理治疗和医疗干预更有针对性。③ 甄别高危人群，预防精神疾病和心身疾病，对高危人群加强预防工作。④ 指导正常人了解自己的精神负荷，维护身心健康，提高生活质量。LES 总分越高，反映个体承受的精神压力越大。负性生活事件的分值越高对身心健康的影响越大。

（3）社会支持评定问卷（social support rate score，SSRS），该量表用于测量个体社会关系的 3 个维度共 10 个条目：有客观支持（即患者所接受到的实际支持）、主观支持（即患者所能体验到的或情感上的支持）、对支持的利用度（支持利用度是反映个体对各种社会支持的主动利用，包括倾诉方式、求助方式和参加活动的情况）3 个分量表，总得分和各分量表得分越高，说明社会支持程度越好。

六、转诊

在突发公共卫生事件中，为进一步加强和规范普通人群及重点人群的康复治疗和心理疏导，提供方便、快捷、优质、连续性的医疗服务，依据武汉市社会心理服务体系建设试点工作实施方案的要求，依托武汉市卫生健康委双向转诊系统，各级医疗机构落实功能定位，完善分工协作机制，逐步建立基层首诊、规范转诊的就医模式。

（一）转诊原则

（1）自主选择原则：在符合相关政策、医疗原则的基础上，充分尊重患者知情权和自主选择就医权，详细向患者或其家属告知病情、拟转入医院或心理卫生服务机构，最终由患者及家属决定转入医院或心理卫生服务机构。

（2）连续管理原则：有效建立病人诊疗资料互通、治疗方案互用、诊治结果互明的转诊资料传递渠道，为病人提供连续的医疗服务。

（3）属地化管理原则：在基层医疗机构与公立大医院之间，建立更为紧密的纵向联动，建立社区、街道网格管理员、区级专员和市级专班的"双向联动"，形成完备的医疗、社会心理服务区域联合体。

（二）转诊流程

武汉市卫健委建立"三专"心理疏导工作体系：由市、区、街道（乡镇）上下联动的三级心理疏导及转介机制。

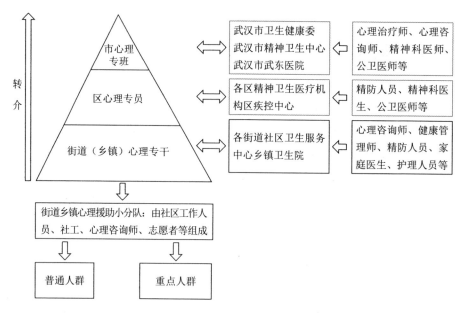

武汉市"三专"心理服务体系

各区卫生健康行政部门：建立和完善辖区内心理疏导服务工作体系，制定计划，组织心理专员、心理专干的技能培训，组织协调、督导工作等。

市心理专班：负责心理疏导工作的纵向横向联络协调，起草心理疏导有关工作方案、技术方案、工作计划，汇报材料等。对心理专员、专干展开技术指导、培训和督导，及时解决心理专员、专干的心理问题个案等。

区心理专员：负责辖区心理专干的联络协调，协助建立心理疏导小分队，定期对心理专干和心理疏导小分队开展工作指导、督导培训、个案转介等；对社区重点问题个案进行评估和心理疏导，或者转介至专业医疗机构和心理专班。

街道/乡镇心理专干：组建心理疏导小分队，对街道（乡镇）出院患者等重点人群开展心理评估，建立健康档案，为需要心理疏导和有心理需求的对象提供心理支持、心理咨询等服务。转介急重症心理问题患者到心理专员、心理专班或者专业医疗机构就诊，开展心理健康教育和宣传。

具体工作分工如下图所示，其中精神卫生系统心理健康支持体系包括市心理专班、区心理专员和街道心理专干以及相关专业医疗机构。

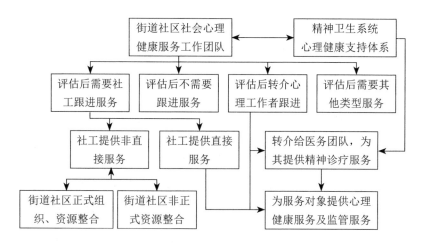

工作分工图

结合社区心理健康服务的过程，参照社会工作、心理咨询及精神科就诊等工作，具体流程实施如下。

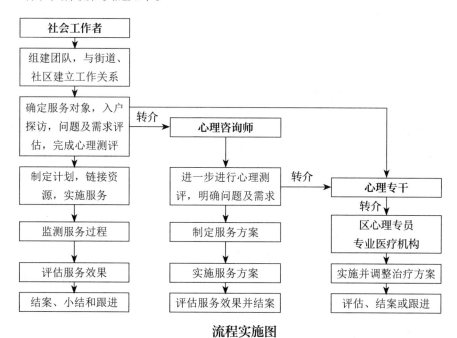

流程实施图
（摘自武汉市精神卫生中心的社会心理服务项目工作手册）

(三）心理热线危机来电的转诊

心理热线的工作中会面临一些危机的求助电话，每一个危机行为的背后，都是对生命的绝望。有研究发现 80% 以上的自杀者都存在心理障碍，尤其是情绪障碍，物质滥用或冲动控制障碍。在危机之下，原本就有抑郁症或心境障碍的人，遭受的磨难更大，自杀风险也会提高。

自杀危机是热线咨询师日常要面对的问题，危机热线通常在午夜打进，那时是人们情感最脆弱的时候。当来电者表达了想要自杀的想法，任何情况下，咨询师都不应该觉得他只是说说而已，而是需要严肃对待。梅·克朗斯基（May Klonsky）教授曾提出关于自杀的两个原因：① 自杀者想要逃避或者缓解无法控制的情绪和想法并固执地认为这个世界或者他人没有自己会更好。② 自杀者渴求与他人沟通或者能够深刻地影响他人，自杀者通过决绝的行动表达内心的所思所想，期待他人可以改变对自己的看法，同时寻求帮助。

心理热线危机干预原则是拯救生命，生命第一。热线危机干预评估及转诊原则相关的策略整理如下：

1. 表达观点和态度

研究表明，如果一个人有自杀倾向，去问他关于自杀的信息，不会增加他实际上自杀的风险。不要避免使用自杀这个词，直接讨论这个问题是很重要的。心理热线不支持任何形式的自杀。咨询师尊重来电者的生命，尽自己一切所能去帮助来电者。当一个人经历惨痛的创伤之后，他的内心世界将极受震撼，以至于他拒绝接受现实。通常震惊的表现形式为注意力不集中、与现场失去连接等，这个时候不要尝试着把他们带回到正常的状态中，对于灾难每个人都有一个限度，每个人承受的限度都不一样。有时咨询师也要认识到自我的局限性，对自身的能力不要扩大化，更不要神化，特别是在自然灾难和重大疾病面前，咨询师所能做的少之又少。

2. 聚焦在活下去的理由上

热线咨询师应当毫不畏惧地在来电者生活中积极寻找他们赖以活下去的理由。心理热线是人们心理崩溃时随手就可抓取的救命稻草，打进热线是来电者一种迂回的方式，他有想要结束生命的冲动，同时一定还有想得到帮助的念头，即使这种念头很微弱，这是常常被看作与自杀密切相关的一种矛盾现象和行为。热线自杀干预的实践都是在处理这种矛盾意向中想死的心态，咨询师需要调和来电者这种不平衡，在有效的接听时间中分配足够的时间来关注他活下去的理由，聚焦与来电密切相关的最重要的事情上。增加他们对已有资源的利用，消除来电者那种认为死了更好的想法。很多来电者在热线开始阶段都会讲不关痛痒的内容，但不要因此放松警惕，很多关键的信息可能因此而被忽略，人本能是趋利避害，帮助来电者看到其他的选择，自然就有内在的动力。

3. 时刻保持警惕，做我们能做的

由于自杀和自伤这个群体的性质，第一次打进热线也是最后一次的可能性很大。这也意味着对于一个有自杀想法、计划或者行为的人来说，我们需要最大化发挥热线沟通交流的帮助作用，让每次热线都成为我们做出改变的一次干预机会。自杀在个体层面上其实是很难预测的，自杀风险评估是热线接听中必不可少的一环，如果长时间的评估占据整个热线的过程，也可能对来电者起反作用，也会让来电者产生一种不被理解的感觉，咨询师可能错过最佳或是唯一的提供帮助的机会。所以咨询师要尽量关注来电者想要什么，来电者做些什么改变就会不一样，什么能够帮助来电者更好地活着。自杀危机干预时间最好要控制在50~70分钟内，既要评估风险因素，也要评估保护因素，把及时的、个性化的帮助放在首位是重点。

人们容易混淆自伤、自杀二者的意图，热线中很多来电者曾有多次自伤（划手流血）行为，很多自伤的人并不想死，事实上这样的行为帮助他们忍受痛苦并活下来，但如果来电者没有资源管理他们的情绪并解决问题，将自杀作为一个解决方法的可能性则提高。自杀意念和自伤行为，经常与创伤性生活经

历的记忆有关联，很多时候，情绪感受，信念或自伤记忆与特定的经历有关，所以在热线自杀干预的最后也需要耐心告知来电者，必要时要积极寻求专业精神心理机构的后续帮助。对于高危来电或仍存在强烈自杀意念的来电，咨询师可以报备热线危机专员进行110警方协同及转介处理，必要时由危机专员联系家属，做好自杀健康教育、风险告知、建议家属陪来电者及时至当地专业精神科就诊，采取专业治疗。

具体处理可参考以下武汉市精神卫生中心"心心语"热线的个案处理、危机干预处理流程及处理记录表。

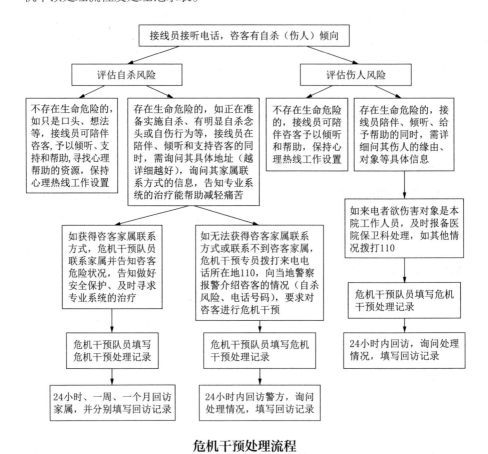

危机干预处理流程

注：回访由回访时间当周的危机干预队员进行回访并填写记录。

危机干预处理记录

姓 名		性 别		年 龄		接线员	
来电号码		号码 归属地		来电起止时间 （年／月／日／时／分）			

危机情况 简述	
	签名： 　　　年　　月　　日　　时　　分

危机处理 过程简述	
	签名： 　　　年　　月　　日　　时　　分

回访处理 简述	回访警方	回访家属 （24h、一周、一个月）
		家属联系方式：　　签名：　　　日期：
		签名：　　　日期：
		签名：　　　日期：
	签名：　　日期：	签名：　　　日期：

七、住院治疗

有些个体在经历突发性公共危机事件时，因受冲击较大，可能会需要开展住院治疗，住院治疗包括药物治疗和心理治疗。

（一）药物治疗

根据来访者的症状，如失眠、惊恐、焦虑、抑郁等情绪，进行对症治疗，从低剂量开始，但不建议长期使用镇静催眠药。

医生在选择治疗方案时通常会考虑哪些因素呢？让我们看一个来自 2014年在欧洲和美国进行的一项真实世界研究，调研了具有三年以上治疗经验，且每月至少治疗 20 个患者的临床医生作为调研对象，观察医生处方药时的影响因素。结果发现，对处方选择有最优影响的因素为药物的疗效（症状改善）和安全性。药物治疗需要权衡疗效和安全性两方面，临床迫切需要起效更快、疗效和安全性更好的药物，来提高治疗的满意度和依从性。

理想的药物治疗是能够针对特定的生理心理系统状态来选择特殊类别的抗抑郁剂和抗焦虑剂。

自 1958 年首个单胺氧化酶抑制剂上市至今，全球范围内众多抗抑郁药物陆续诞生并应用于临床的治疗。关于抗抑郁药的研究和结论层出不穷，一些结论也不乏争议，给临床医生的工作带来了困扰。

2008 年，牛津大学精神病学系的安德瑞·奇普里亚尼（Andrea Cipriani）教授等人发表了一项网状元分析，共纳入了 117 项研究、近26000 名受试者。对 12 种新型抗抑郁药针对急性期抑郁的疗效及可接受度进行了比较，12种抗抑郁药中，有4种（米氮平、艾司西酞普兰、文拉法辛及舍曲林）的疗效优于其他药物。2018年奇普里亚尼教授再次开展系统综述和荟萃分析比较21种成年抗抑郁药物对重度抑郁的治疗效果，研究有效性（治疗响应）和耐受性（任何因素导致的治疗中断）。研究共汇总28552篇相关研究，包含522个临床试验以及116477名参与者。研究认为21种常见抗抑郁药物对于成年严重抑郁的治疗效果均优于安慰剂，但治疗耐受性差异显著。7种抗抑郁药物阿戈美拉汀、阿米替林、依司他普兰、米氮平、帕罗西汀、文拉法辛和伏硫西汀的疗效高于对照药物；可接受性方面，阿戈美拉汀、西酞普兰、艾司西酞普兰、氟西汀、舍曲林和伏硫西汀的耐受性高于对照药物，而阿米替林、氯丙咪嗪、度洛西汀、氟伏沙明、雷博西汀、曲唑酮和文拉法辛中断率最高。

有强有力的研究证据支持将创伤后应激障碍的药物治疗作为以创伤为重点的心理干预的二线选择，且有可能必不可少。4种抗抑郁药（氟西汀、帕罗西汀、舍曲林及文拉法辛）拥有确切的证据，使其成为PTSD的重要治疗选择，有可能接诊PTSD患者的医生应熟悉这些药物的应用。其他药物的证据较少。

精神病学家需要知道：① 如何识别与精神药物处方相关的风险，以及哪些风险可能被证明与直接卷入者所患病毒感染相关。② 如何从效益/风险方面进行评估。

我们对文献进行了回顾，目的是评估精神药物治疗在病毒感染患者中的特定收益风险比。临床上，直接卷入者所患病症（发热、咳嗽、呼吸困难、消化体征等）可能是由各种精神药物引起的，需要提高警惕，避免假阴性和假阳性。锂和氯氮平是双相情感障碍和难治性精神分裂症的参照药，值得特别关注。对于这两种治疗，理想情况下应该权衡减少剂量与控制感染症状程度，以及在不允许快速控制精神症状的情况下，观察到的临床反应变化（甚至是生物学的，比如血浆浓度）。烟草被认为是 CYP1A2 酶的诱导剂。因此，在直接卷入者中，接受 CYP1A2 代谢的精神药物的患者必须预料到突然戒烟的后果，特别是与出现呼吸道症状（咳嗽、呼吸困难）有关的后果。这些药物的血浆浓度预计会降低，并可能与复发风险的增加有关。对症治疗患者使用的精神药物与最常用的精神药物有频繁的互动。如果直接卷入者感染没有根治方法，目前测试的各种分子与几类精神药物（抗抑郁药、抗精神病药物）的相互作用是重要的，因为心脏传导有改变的风险。今天对直接卷入者病毒感染的专门知识仍然很少，但我们在这方面必须建议严格使用精神药物，以避免在流行背景下可能容易受到伤害的精神障碍患者增加医源性风险或失去疗效。

未来仍需进一步强化个体化的治疗方案，以研发更有效的突发公共卫生事件期间精神药物，尤其注意特殊人群，如老年人、未成年人，改善他们的健康状况及幸福度。

（二）心理治疗

1. 心理治疗作用

住院心理治疗强调在住院环境中通过心理治疗和药物治疗的配合，增强患者的自我功能，促进其社会和人际能力的发展。为患者出院后的后续心理治疗打下良好的治疗依从性的基础。

住院治疗的环境能够给患者提供一个清晰的结构、一个有问题解决的保护性环境、一系列有组织和清晰明了的设置。住院治疗的设置提供了一种可预测的时间、地点和人的组织，能够让患者感到安全的依恋而无需过度控制或处于独处的状态。患者在住院治疗的环境内会呈现出他们在日常生活中的症状冲突，或呈现出他们的内在客体世界和问题关系的模式。克恩伯格（Kernberg）认为理解患者的投射性认同的模式是医院治疗环境中的一个关键。在投射性认同的过程中，患者过往和当前关系中呈现出来的模式，会出现在其与医院工作人员以及其他病友的互动中。如果对这种关系中移情和反移情的发生及发展进行仔细的检验和探究，就能够发现患者关系模式中的动力性冲突问题，而这些冲突问题可能是患者在日常生活中功能失调和痛苦的来源。因此，住院环境代表了一个人为的环境，患者的无意识冲突在这里得以表达并可能被解决。这与心理动力学理论中的容器假说有相同之处，即治疗师作为容器来承接患者的各种情感的投射性认同，并使这些情感得以澄清和再认。

2. 治疗设置

设置为固定的每周两次个别治疗，每周一次团体督导，每周两次一小时科室查房，以上均是动力学的取向。集体治疗周一至周四每日三次，周五两次，分为运动治疗（瑜伽、跆拳道、舞蹈等）、小组谈话治疗、艺术治疗（书法、绘画、沙游、戏剧、正念冥想等），每月有单独家属会谈，由治疗师和管床医师共同进行，每月有健康教育讲课，针对在院和出院患者及其家属。

3. 治疗对象

住院心理治疗的对象包括创伤后应激障碍、急性应激障碍、双相情感障碍、人格障碍、抑郁症、焦虑症、强迫障碍、躯体形式障碍、摄食障碍、适应障碍等患者。在团体治疗中，加扎里安（Ganzarain）认为分析式团体心理治疗区别于其他取向团体治疗的主要地方在于修通。

适于参加动力式团体治疗的成员特点包括：① 有足够强的动机。② 有心理悟性。③ 良好的自我强度。④ 遭受的困顿足以使病患愿意去忍受治疗过程中必然会出现的挫折。⑤ 人际关系问题。不适合参加动力性心理团体的成员特点：① 动机薄弱。② 精神病性的混乱解离。③ 持续的物质使用。④ 反社会人格疾患。⑤ 严重躯体化症状。⑥ 器质性认知功能障碍。⑦ 严重自杀危险性。

（杨光远、宋晋执笔）

本章参考文献

[1] Sommers-Flanagan J, Sommers-Flanagan R. 心理咨询面谈技术［M］. 陈祉研等, 译.北京: 中国轻工业出版社, 2001.

[2] 美国精神医学协会. DSM–IV精神疾病诊断准则手册［M］. 孔繁钟, 孔繁锦, 译. 台湾: 合记图书出版社, 1996.

[3] 武汉市精神卫生中心. 社会心理服务项目工作手册［R］. 2020.

[4] 周娟, 周肖榕, 李航, 等. 埃森创伤问卷中文版的信度和效度研究［J］. 中华物理医学与康复杂志, 2010, 2: 121-124.

[5] Cormier S, Nurius P S, Osbom C J. 心理咨询师的问诊策略［M］. 张建新, 译.北京: 中国轻工业出版社, 2009.

[6] Bisson J I, Baker A, Dekker W, et al. Evidence-based prescribing for post-traumatic stress disorder［J］. British Journal of Psychiatry, 2020, 216（3）: 125-126.

[7] Cipriani A, Furukawa T A, Salanti G, et al. Comparative efficacy and acceptability of 12 new-generation antidepressants: A multiple-treatments meta-analysis［J］. Lancet, 2009: 746-758.

[8] Cipriani A, Furukawa T A, Salanti G, et al. Comparative efficacy and acceptability of 21 antidepressant drugs for the acute treatment of adults with major depressive disorder: A systematic review and network meta-analysis［J］. Lancet, 2018: 1357-1366.

[9] Javelot H, Llorca P M, Drapier D, et al. Informations relatives aux psychotropes et à leurs adaptations éventuelles pour les patients souffrant de troubles psychiques en France pendant l'épidémie à SARS-CoV-2［J］. Encephale, 2020, 46（3S）: S14-S34.

心理评估量表

一、12 项一般健康问卷（GHQ-12）

为了能更好地帮助您，我们想了解一下您最近两三周内的身体健康状况。请在每个问题后面选择最符合您目前状况的答案，回答没有对错之分。请注意：这里的每个问题都是指您从两三周前到现在的状况。

1. 在做什么事情的时候，能集中精神吗?	能集中	和平时一样	不能集中	完全不能集中
2. 有由于过分担心而失眠的情况吗?	没有过	和平时一样	有过	总这样
3. 觉得自己是有用的人吗?	有用	和平时一样	没有用	完全没有用
4. 觉得自己有决断力吗?	有	和平时一样	没有	完全没有
5. 总是处于紧张状态吗?	不紧张	和平时一样	紧张	非常紧张
6. 觉得自己不能解决问题吗?	能	和平时一样	不能	完全不能
7. 能享受日常活动吗?	能	和平时一样	不能	完全不能
8. 能够面对你所面临的问题吗?	能	和平时一样	不能	完全不能
9. 感到痛苦、忧虑吗?	不觉得	和平时一样	觉得	总是觉得
10. 失去自信了吗?	没有	和平时一样	失去	完全失去
11. 觉得自己是没有价值的人吗?	没有觉得	和平时一样	觉得	总是觉得
12. 觉得所有的事情都顺利吗?	顺利	和平时一样	不顺利	完全不顺利

该量表为自评量表，对于阅读困难被试，也可由工作人员读给被试听，被试作答，由工作人员帮助圈选答案。回答前两项者计"0分"，回答后两项者计"1分"，总分范围为0~12分。GHQ-12主要针对精神痛苦

水平而不具有诊断功能，总分值越高，个体的精神痛苦水平就越高。在用作筛查工具时，一般选择 3 分为切分值，总分 ≥ 3 分视为可能存在心理问题。

评分标准：

结果分析分值	无心理健康问题	可能有心理健康问题
标准分 （请在相应分值处打"√"）	< 3 分	≥ 3

二、抑郁症筛查量表（PHQ-9）

序号	在过去的两周内，以下情况烦扰您有多频繁？	评　分			
		完全不会	好几天	一半以上的天数	几乎每天
1	做事时提不起劲或没有兴趣	0	1	2	3
2	感到心情低落，沮丧或绝望	0	1	2	3
3	入睡困难，睡不安稳或睡眠过多	0	1	2	3
4	感觉疲倦或没有活力	0	1	2	3
5	食欲不振或吃太多	0	1	2	3
6	觉得自己很糟或觉得自己很失败，或让自己或家人失望	0	1	2	3
7	对事物专注有困难，例如阅读报纸或看电视时	0	1	2	3
8	动作或说话速度缓慢到别人已经察觉？或正好相反：烦躁或坐立不安、动来动去的情况更甚于平常	0	1	2	3
9	有不如死掉或用某种方式伤害自己的念头	0	1	2	3

总分（最高分 = 27，最低分 = 0）：＿＿＿＿＿＿＝〔＿＿＿＿＋＿＿＿＿＋＿＿＿＿〕

评分标准：

结果分析分值	没有抑郁	轻微抑郁	中度抑郁	中重度抑郁	重度抑郁
标准分（请在相应分值处打"√"）	0～4分	5～9分	10～14分	15～19分	20～27分

三、广泛性焦虑障碍量表（GAD-7）

在过去的两周内，有多少时候您受到以下任何问题困扰?（在您的选择下打"√"）	完全不会	几天	一半以上的日子	几乎每天
1. 感觉紧张，焦虑或急切	0	1	2	3
2. 不能够停止或控制担忧	0	1	2	3
3. 对各种各样的事情担忧过多	0	1	2	3
4. 很难放松下来	0	1	2	3
5. 由于不安而无法静坐	0	1	2	3
6. 变得容易烦恼或急躁	0	1	2	3
7. 感到似乎将有可怕的事情发生而害怕	0	1	2	3

总分：＿＿＿＿＿＝〔＿＿＿＿＋＿＿＿＿＋＿＿＿＿〕

评分标准：

结果分析分值	正常	轻度焦虑	中度焦虑	重度焦虑
标准分（请在相应分值处打"√"）	0～4分	5～9分	10～14分	15～21分

四、失眠严重指数（ISI）

对于以下问题，请您圈出近1个月以来最符合您的睡眠情况的数字。

	无	轻度	中度	重度	极重度
1. 入睡困难	0	1	2	3	4

2. 睡眠维持困难	无	轻度	中度	重度	极重度
	0	1	2	3	4
3. 早醒	无	轻度	中度	重度	极重度
	0	1	2	3	4
4. 对您目前的睡眠模式满意 / 不满意程度如何？	非常满意	满意	不太满意	不满意	非常不满意
	0	1	2	3	4
5. 您认为您的失眠在多大程度上影响了你的日常功能？	无	轻度	中度	重度	极重度
	0	1	2	3	4
6. 你的失眠问题影响了你的生活质量，你觉得在别人眼中你的失眠情况如何？	无	轻度	中度	重度	极重度
	0	1	2	3	4
7. 您对目前的睡眠问题的担心 / 痛苦程度如何？	无	轻度	中度	重度	极重度
	0	1	2	3	4

总分是：

评分标准：

结果分析分值	没有临床上显著的失眠症	阈下失眠症	临床失眠症（中重度）	临床失眠症（重度）
标准分 0 ~ 28（请在相应分值处打"✓"）	0 ~ 7 分	8 ~ 14 分	15 ~ 21 分	22 ~ 28 分

五、创伤后应激障碍筛查量表（PCL-5）

在公共卫生事件中，您可能经历或目睹了许多无法预料的事件。请您自己评估最近一个月，对以下情况您的反应的严重程度，选择最合适的选项。	一点也不 0	有一点 1	中度的 2	相当程度 3	极度的 4
1. 过去的一段压力性事件的经历引起反复发生令人痛苦或不安的回忆？					

在公共卫生事件中，您可能经历或目睹了许多无法预料的事件。请您自己评估最近一个月，对以下情况您的反应的严重程度，选择最合适的选项。	一点也不 0	有一点 1	中度的 2	相当程度 3	极度的 4
2. 过去的一段压力性事件的经历引起反复发生令人不安的梦境？					
3. 过去的一段压力性事件的经历仿佛突然间又发生了、又感觉到了（好像您再次体验）？					
4. 当有些事情让您想起过去的一段压力性事件经历，您会非常局促不安？					
5. 当有些事情让您想起过去的一段压力性事件经历，会出现身体反应，如：心跳加快、呼吸困难，出汗等？					
6. 避免想起或谈论过去的那段压力性事件经历，或避免产生与之相关的感觉？					
7. 避免那些能使您想起那段压力性事件经历的人物、地点、谈话、活动、物件或场景？					
8. 记不起压力性事件经历的重要内容？					
9. 对自己、他人或外界有强烈的负面想法（比如：是我不好，我有严重问题，没有人可以信任，外界是非常危险的）？					
10. 因为过去的压力性事件或在此事件之后发生的事情而责怪自己或他人？					
11. 自己有强烈的负面情绪，如害怕、恐惧、愤怒、内疚或羞愧？					
12. 对您过去喜欢的活动失去兴趣？					
13. 感觉和其他人疏远或脱离？					
14. 很难体验到正性的感情（如，不能感受到幸福，或不能对与您亲近的人有爱的感觉）？					

在公共卫生事件中，您可能经历或目睹了许多无法预料的事件。请您自己评估最近一个月，对以下情况您的反应的严重程度，选择最合适的选项。	一点也不 0	有一点 1	中度的 2	相当程度 3	极度的 4
15. 有急躁的行为、怒气爆发或挑衅行为吗？					
16. 有冒险行为或者做一些可能伤害自己的事情吗？					
17. 处于过度机警或警戒状态？					
18. 感觉神经质或易受惊？					
19. 注意力很难集中？					
20. 入睡困难或易醒？					

结果解读：正常 0~32 分，大于等于 33 提示可能有创伤后应激障碍。

六、匹兹堡睡眠质量指数量表（PSQI）

姓　名：　　　　　年龄：　　　　性别：

文化程度：　　　职业：　　　填表日期：　　　编号：

指导语：下面一些问题是关于您最近一个月的睡眠状况，这仅仅与您的睡眠习惯有关。请选择或填写最符合您近一个月白天和晚上实际情况的选项，并尽可能地做精确回答。其中画有横杠的部分是需要自己填写。

1. 在最近一个月中，您晚上上床睡觉通常是_____点钟。

2. 在最近一个月中，您每晚通常要多长时间才能入睡（从上床到入睡）：_____分钟。

3. 在最近一个月中，您每天早上通常_____点钟起床。

4. 在最近一个月中，您每晚实际睡眠的时间为_____小时（注意：不等同于卧床时间，可以有小数）。

从下列问题中选择一个最符合您的情况的选项作为答案，并画"√"。

5. 在最近一个月中，您是否因下列情况影响睡眠而烦恼，并描述其程度：

A. 不能在30分钟内入睡：

（1）过去一个月没有。　　　　　（3）每周平均有一或两个晚上。

（2）每周平均不足一个晚上。　　（4）每周有平均三个或更多晚上。

B. 在晚上睡眠过程中醒来或早醒（凌晨醒后不容易再次入睡）：

（1）过去一个月没有。　　　　　（3）每周平均有一或两个晚上。

（2）每周平均不足一个晚上。　　（4）每周有平均三个或更多晚上。

C. 晚上起床上洗手间：

（1）过去一个月没有。　　　　　（3）每周平均有一或两个晚上。

（2）每周平均不足一个晚上。　　（4）每周有平均三个或更多晚上。

D. 晚上睡觉时出现不舒服的呼吸：

（1）过去一个月没有。　　　　　（3）每周平均有一或两个晚上。

（2）每周平均不足一个晚上。　　（4）每周有平均三个或更多晚上。

E. 晚上睡觉出现大声咳嗽或鼾声：

（1）过去一个月没有。　　　　　（3）每周平均有一或两个晚上。

（2）每周平均不足一个晚上。　　（4）每周有平均三个或更多晚上。

F. 晚上睡觉感到寒冷：

（1）过去一个月没有。　　　　　（3）每周平均有一或两个晚上。

（2）每周平均不足一个晚上。　　（4）每周有平均三个或更多晚上。

G. 晚上睡觉感到太热：

（1）过去一个月没有。　　　　　（3）每周平均有一或两个晚上。

（2）每周平均不足一个晚上。　　（4）每周有平均三个或更多晚上。

H. 晚上睡觉做噩梦：

（1）过去一个月没有。　　（3）每周平均有一或两个晚上。

（2）每周平均不足一个晚上。　（4）每周有平均三个或更多晚上。

I. 晚上睡觉身上出现疼痛不适：

（1）过去一个月没有。　　（3）每周平均有一或两个晚上。

（2）每周平均不足一个晚上。　（4）每周有平均三个或更多晚上。

J. 其他影响睡眠的问题和原因：

如有，请说明这个问题：＿＿＿＿＿＿＿＿＿＿＿＿＿＿＿＿＿＿

＿＿＿＿＿＿＿＿＿＿＿＿＿＿＿＿＿＿＿＿＿＿＿＿＿＿＿＿＿，

并描述其程度：

（1）过去一个月没有。　　（3）每周平均有一或两个晚上。

（2）每周平均不足一个晚上。　（4）每周有平均三个或更多晚上。

6. 在最近一个月中，总的来说，您认为自己的睡眠质量：

（1）很好。　　　　　　（3）较差。

（2）较好。　　　　　　（4）很差。

7. 在最近一个月中，您是否需要服用药物（包括从医院和药店购买的药物）才能入睡：

（1）过去一个月没有。　　（3）每周平均有一或两个晚上。

（2）每周平均不足一个晚上。　（4）每周有平均三个或更多晚上。

8. 在最近一个月中，您是否在开车、吃饭、或参加社会活动时常感到困倦：

（1）过去一个月没有。　　（3）每周平均有一或两个晚上。

（2）每周平均不足一个晚上。　（4）每周有平均三个或更多晚上。

9. 在最近一个月中，您在积极完成事情上是否感到精力不足：

（1）过去一个月没有。　　（3）每周平均有一或两个晚上。

（2）每周平均不足一个晚上。　（4）每周有平均三个或更多晚上。

10. 您是与人同睡一床，或有室友：

（1）没有。　　　　　　　（3）同伴在同一房间但不同床。

（2）同伴或室友在另一房间。（4）同伴在同一床上。

如果您是与人同睡一床或有室友，请询问他您在过去一个月里是否出现以下情况：

A. 在您睡觉时，有无打鼾声：

（1）过去一个月没有。　　　（3）每周平均有一或两个晚上。

（2）每周平均不足一个晚上。（4）每周有平均三个或更多晚上。

B. 在您睡觉时，呼吸之间有没有长时间停顿：

（1）过去一个月没有。　　　（3）每周平均有一或两个晚上。

（2）每周平均不足一个晚上。（4）每周有平均三个或更多晚上。

C. 在您睡觉时，您的腿是否有抽动或痉挛：

（1）过去一个月没有。　　　（3）每周平均有一或两个晚上。

（2）每周平均不足一个晚上。（4）每周有平均三个或更多晚上。

D. 在您睡觉时，是否出现不能辨认方向或混乱状态：

（1）过去一个月没有。　　　（3）每周平均有一或两个晚上。

（2）每周平均不足一个晚上。（4）每周有平均三个或更多晚上。

E. 在您睡觉时，是否有其他睡觉不安宁的情况，如果有，请描述这个问题：＿＿＿＿＿＿＿＿＿＿＿＿＿＿＿＿＿＿＿＿＿，并描述其程度：

（1）过去一个月没有。　　　（3）每周平均有一或两个晚上。

（2）每周平均不足一个晚上。（4）每周有平均三个或更多晚上。

您认为您目前的作息制度是否适合您：是，不是。

如果不是，您有对自己的建议或想法吗？＿＿＿＿＿＿＿＿＿＿＿＿＿。

以下介绍一份关于情绪的个体及团体的评估报告[①]。

一、测试工具

焦虑自评量表（SAS）是咨询门诊中了解焦虑症状的一种常用自评工具，用于测量有焦虑症状的个体的主观感受。SAS 测量的是最近一周内的症状水平，评分不受年龄、性别、经济状况等因素的影响，共有 20 个条目，其中有 6 个属于情感症状，14 个属于躯体症状。

根据测试结果，可将受测者的焦虑程度分为四个等级：正常、轻度焦虑、中度焦虑、重度焦虑。

二、测试时间

2020 年 7 月 1 日—2020 年 8 月 1 日

三、测评群体

概述：共计 311 人参与，其中男性 65 人，女性 246 人。

单位：抗疫一线医务人员 7 人，抗疫一线其他工作人员 4 人，抗疫一

---

① 此系武汉市精神卫生中心心理援助平台焦虑自评量表（SAS）团体报告。

线工作人员家属 2 人，普通人群 269 人，其他 29 人，共计 5 个单位。

四、总体测评结果

（一）总体焦虑状况

总体而言，受测群体的焦虑情绪在近期处于轻度焦虑水平。

在测查群体中，有 88 人不存在焦虑情绪，所占比例为 28.30%；有 101 人处于轻度焦虑水平，所占比例为 32.48%；有 85 人处于中度焦虑水平，所占比例为 27.33%；有 37 人处于重度焦虑水平，所占比例为 11.90%。单位需关注存在焦虑情绪的受测者，帮助其缓解焦虑情绪。

焦虑情绪	正常	轻度	中度	重度
人数	88	101	85	37
比例	28.30%	32.48%	27.33%	11.90%

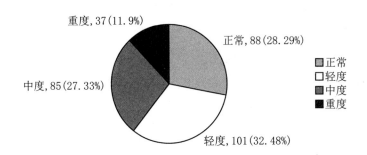

（二）中度焦虑者名单

#	姓　名	性　别	单　位
1	XXX	X	XXX
2	XXX	X	XXX
3	XXX	X	XXX

（三）重度焦虑者名单

#	姓　名	性　别	单　位
1	XXX	X	XXX
2	XXX	X	XXX
3	XXX	X	XXX

（四）具体分析

焦虑自评量表的测评内容有情感症状和躯体症状。

- 情感症状指经常为某些事情感到非常紧张、忧虑，容易烦躁；经常担心将要发生不好的事情，无缘无故地感到害怕；经常做噩梦；感到惊恐，觉得难以忍受，感觉精神处在疯狂的边缘。这些不良情绪对受测者的生活可能造成严重的损害。

- 躯体症状指因为焦虑而感到一些身体不适，例如，脸红、出汗、心跳加速、呼吸困难等；在焦虑的时候可能会坐立不安，身体的某些部位会觉得疼痛，消化、排泄、睡眠等功能可能也会受到的负面影响；精力比较差，常会觉得疲乏。这些异常的躯体反应对受测者的生活可能造成严重的损害。

各具体症状中度和重度人数越多，占比越高代表在本次测评群体中，该症状是最需要被关注和解决的。

具体症状	中度		重度	
	人数	占比	人数	占比
情感症状	98	31.51%	113	36.33%
躯体症状	60	19.29%	22	7.07%

五、不同人员测试结果

由下表可知各单位的具有焦虑情绪的受测者的人数和比例，对于这部分人群，单位需要提供心理帮助，以缓解其焦虑情绪，尤其是需要关注存在中、重度焦虑情绪的受测者。

人员 / 焦虑情绪	正　常		轻　度		中　度		重　度	
	人数	比例	人数	比例	人数	比例	人数	比例
一线医务人员	2	28.6	2	28.6	1	14.3	2	28.6
一线其他工作人员	1	25.0	1	25.0	1	25.0	1	25.0
一线工作人员家属			1	50.0			1	50.0
普通人群	76	28.3	87	32.3	75	27.9	31	11.5
其他	9	31.0	10	34.5	8	27.6	2	6.9

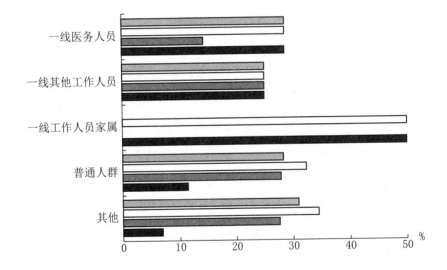

六、不同性别测试结果

男		女	
均值	标准差	均值	标准差
54.57	12.03	56.39	11.48

整体而言，女性的焦虑程度的相对较高，表明在受测群体中，女性更容易受到焦虑情绪的困扰，可能有紧张、焦虑、担忧、精力较差等表现，需要对这部分人群提供心理帮助。

七、建议与对策

（1）定期进行心理健康评估，关注心理健康。

单位可有组织地、有计划地定期开展心理健康评估工作，进行一些相关的心理调查和测试，及时、准确地了解心理健康状况。

（2）为存在焦虑情绪的受测者提供专业的心理鉴别与诊断。

针对筛选出来的存在焦虑情绪的受测者，可进一步进行鉴别，排除个别受测者是暂时的问题或者是"装病"。

（3）通过咨询、团辅、讲座等多种形式，为受测者提供有效的心理帮助。

对于轻度焦虑水平的受测者，可开展一些活动，帮助他们缓解焦虑情绪。对于中度、重度焦虑水平的受测者，可鼓励他们及时就医。

（4）进行心理健康宣传，培养受测者的心理健康意识。

利用多种形式对受测者进行心理健康宣传，增强受测者关注和维护心理健康的意识，了解心理健康的相关知识，掌握一些情绪调节的方法，知道什么时候需要心理帮助，哪些途径可以获得心理帮助。

（5）适当的运动不仅可以锻炼身体，还可以降低焦虑，减少焦虑所伴随的身体症状。单位可组织开展一些关于运动的活动，如跑步、爬山、游泳等。

武汉市精神卫生中心心理援助平台

自评抑郁量表（SDS）测评报告

Report of Psychological Test

- 编号：XXX

- 姓名：XXX

- 性别：XXX

- 年龄：XXX

- 组别：XXX

- 年份：XXX

- 文化程度：XXX

- 手机：XXX

- 日期：XXX

结果分数

因子	精神性—情感症状	躯体性障碍	精神运动性障碍	抑郁的心理障碍	抑郁严重度指数
得分	8	23	2	29	0.78

结果解释

【精神性—情感症状】被试持续有这种症状。被试在过去的一周内，有5~7天有过这类情况，在绝大部分或全部时间里非常郁闷，总想哭，心情很差。

【躯体性障碍】被试经常有这种症状。被试在过去的一周内，有3~4天有过这类情况。经常能感觉到情绪在一天之内有明显变化，某个时间段心情比较糟糕，或夜里睡眠不好，食欲和性欲减退，体重减轻，便秘，心跳比平时快或无故感到疲劳，活力不足，感觉较差。

【精神运动性障碍】被试偶尔或从无有这种症状。被试在过去的一周里，出现这种状况的日子不超过一天。能很好地控制自己的行为，不会坐立不安，做事情的速度和效率跟平常一样。

【抑郁的心理障碍】被试持续有这种症状。被试在过去的一周内，有5~7天有过这类情况。被试总感觉思维混乱，头脑不清楚，对未来失去希望，易激惹，犹豫不决，觉得自己没用，生活没有意义，并想到自杀。

【抑郁严重度指数】被试有极重度抑郁。最近一周，被试的心情一直很差，非常郁闷，想要哭，大脑和身体的一些功能也不正常，头脑不清楚，做事很慢，总感觉很累，没有精力，觉得自己没用，生活没有意义，对未来感到悲观失望，曾想过自杀。建议被试立刻去医院咨询精神科医生，寻求专业的帮助。此外，被试要积极面对生活中遇到的挫折和困难，看到事物的光明面；客观地评价自己和他人，要相信自己；多跟亲朋好友聊天、倾诉；出去逛街或旅游，给自己换个环境；加强身体锻炼，多沐浴阳光；多吃维生素B含量丰富的食物，如粗粮、鱼等；日常生活要有规律。

详细反应

1.4	2.4	3.4	4.4	5.4	6.4	7.4	8.4	9.4	10.4
11.4	12.4	13.4	14.4	15.4	16.1	17.1	18.1	19.4	20.1

说明：本报告仅供参考

本书主要作者简介

李闻天，上海市东方医院临床心理科副主任医师。德国弗莱堡大学医学博士。中国心理学会注册系统心理督导师。中国心理卫生协会心理咨询与心理治疗专委会委员、婚姻家庭专委会委员，湖北省心理学会医学心理专委会副主任委员。曾在武汉市精神卫生中心临床心理科任职，获评"湖北省卫生健康系统先进工作者"等，作为项目负责人牵头的武汉市"心心语"心理救援热线被评为国家优秀志愿服务项目。

宋杰，女，心理学博士，留德学者。现任职于德国海德堡大学医院的心身医学和心理治疗科，致力于教学和心理咨询工作。工作重点为跨文化交流研究，个体心理成长。作为主要协调人主持了多项德中交流重大项目。

杨琴，女，北京师范大学心理学硕士，华中科技大学管理学博士，现任中国地质大学（武汉）心理科学与健康研究中心硕士生导师，学生心理健康中心心理咨询师。

华广平，心理治疗师，社会工作师，注册心理师。主要从事青少年成长期心理问题、婚恋及亲密关系障碍、神经症（抑郁、焦虑等）的咨询，同时开展住院及出院患者人际互动和团体心理治疗。

马旻，精神科副主任医师，心理治疗师，医学硕士。中国医师协会精神科分会精神分析专委会委员，中国心理学会临床与咨询心理学专业机构和专业人员注册系统的注册督导师。

周婧珑，艺术治疗硕士，中级心理治疗师，中国心理学会注册心理师，澳大利亚新西兰及亚洲艺术治疗协会注册艺术治疗师，新加坡艺术治疗师协会会员。

杨帆，精神科副主任医师，中国心理学会注册心理师，中南大学湘雅医学院应用心理学硕士。济宁医学院精神病与精神卫生学兼职硕士生导师、湖北省医学会医学伦理学分会第七届委员会委员，获评武汉市中青年医学骨干人才。

孙冶，心理学硕士，中级心理治疗师。武汉市精神卫生中心临床心理科心理治疗师，曾为武汉市卫生健康委心理专班成员。

杨丽，女，应用心理学硕士，毕业于中国地质大学（武汉），现就职于武汉市精神卫生中心，从事成人及青少年的心理咨询与治疗工作。

李光芸，主治医生，心理治疗师，毕业于北京大学精神卫生研究所。参与多部书籍的翻译与编写，具有丰富的临床经验。

杨光远，湖北科技学院心理健康教育与咨询中心专职教师，心理学硕士，心理治疗师中级，心理咨询师二级。

宋晋，副主任医师，心理治疗师，司法鉴定人。武汉市第五批中青年人才。武汉微循环学会睡眠障碍防治专业委员会第一届秘书兼常务委员，武汉脑电图及神经电生理协会理事。

毛茵，长江日报社高级编辑，武汉女摄影家协会副主席，国家二级心理咨询师。

本书审校者简介

刘连忠，硕士生导师。武汉市卫生系统"511"人才，第八批省市优秀援疆干部人才，获湖北省医院协会"2020 感动湖北最美医者"称号。湖北省心理卫生协会第六届理事会副理事长、武汉市预防医学会第一届精神卫生专业委员会主任委员、武汉医学会第六届精神医学专业委员会副主任委员。

后记

突发公共卫生事件，冲击面广，涉及人群多，短时期内造成了巨大的恐慌，医疗系统受到重大冲击并造成了大量人员伤亡。而对于公众而言，一旦面对这样的事件，心理救援的获得就显得更为重要。

本书结合笔者所进行的大量心理工作实战经验，讲述在重大公共卫生事件中，如何进行公众心理干预与重建。因此，本书所论述的社会心理和个体心理健康的支持方法和策略不仅在公共卫生事件中显示了极大的成效，而且对于以后可能出现的社会重大应激事件和突发公共卫生事件也具有深刻的指导意义。

这本书适合专业心理工作者如心理咨询师、医师，社工等指导自己的工作。本书选取的几个主题，如评估诊断、情绪、认知、社会支持、哀伤陪伴是治疗因创伤事件引起的心理问题的最根本的组成部分。心理专业工作者在做咨询时可根据个案的不同特点把这几方面的治疗措施排列组合，综合运用。本书的第九章也以创伤后应激障碍为例，阐述了系统的创伤心理治疗方法。

除了专业人士，普通大众也可以通过读这本书了解心理健康的知识。书中描述的许多心理支持方法都可以直接运用到自己的生活中，不需要复杂的程序或者心理专业背景。许多很小的练习效果却很明显，比如，第八章"创伤后心理危机的系统心理治疗"里提到的"每天3件事"练习，即每天晚上记录今天让自己感到高兴或者感恩的事。

本书中记录了许多能够在日常生活中采用的心理支持方法。通读这本书，有助于大家了解社会重大应激事件和突发公共卫生事件之后可能产生的心理反应的症状、发展特点，应用其中的心理支持策略则可以有效帮助大家预防创伤后心理疾病的产生以及加快自愈的过程。

　　本书的作者团队全部来自一线的心理工作者，做过大量的心理援助工作。在写作此书的时候，我们查阅了大量中外相关文献，力求把国内外此类学术研究方面的信息全面、精确地收录在这本书里。同时，我们结合一线工作经验，分析了大量的实际案例，把心理治疗的理论知识运用到我们的实际工作中。

　　各章执笔人分别为：

　　第一章：李闻天，第二章：华广平、马旻，第三章：周婧珑、杨琴、杨帆，第四章：孙冶，第五章：杨琴，第六章：杨丽、李光芸，第七、第八章：宋杰，第九章：杨光远、宋晋。图片素材提供者：毛茵。本书审校者刘连忠。

李闻天、宋杰、杨琴

2022 年 12 月于武汉